脱産後うつ

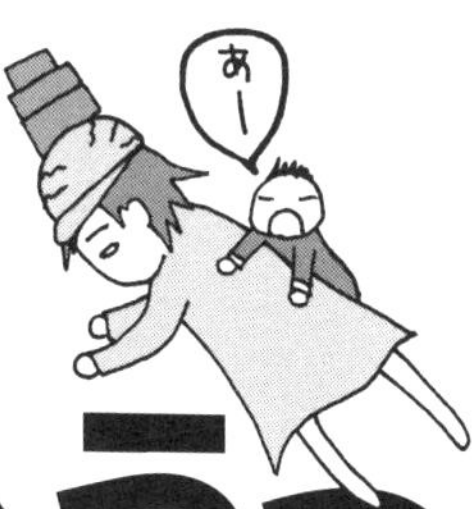

私はこうして克服した

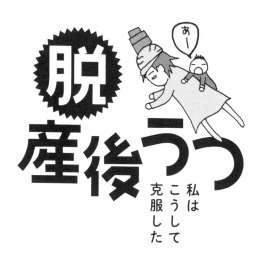

ミイ 著

講談社

プロローグ

こんにちは、ミィです。私は4歳の男の子を育てているワーキングマザーです。大学を卒業後に就職し、28歳で結婚、翌年に第1子を出産。出産前は健康そのもので平凡な人生を歩んできた私でしたが、産後に大きな病気を患いました。

それは「産後うつ」です。

産後うつは言葉で言い表すのが難しいほど、壮絶なものでした。「産後うつ」という言葉を聞いたことはありましたが、ここまで辛いとは……。

産後すぐから昼も夜も眠れなくなり、異様なだるさと頭重感に苦しみ、次第に簡単な家事もできなくなりました。そして、自分の子どもに病的な恐怖心を抱くようになり、二人きりになることさえできなくなってしまいました。

自分は産後うつなのではないかと疑い、産後1ヵ月のときにメンタルクリニックを受診しましたが、そのときは重いうつ状態であることを医師に分かってもらえず、苦痛に耐えて育児を続けていました。その結果、自殺を図ろうとするところまで、病気が悪化してしまいました。

産後3ヵ月でようやく「産後うつ」と診断され、病院に3ヵ月間入院。適切な治療を受けた結果、産後9ヵ月のときに寛解《かんかい》（症状が落ち着いて安定した状態）に至りました。

その後「ミィの産後うつブログ」（当時）というブログを書き始め、自分自身の産後うつの体験記を公開していきました。ブログには、同じように産後うつに苦しんでいる方、また過去に産後うつを経験された方などからたくさんのコメントをいただき、産後に辛い体験をしたのは私だけではなかったこと、同じような思いをしたお母さんが、全国にたくさんいることを知りました。産後うつは放っておくと母子心中や

プロローグ

自殺に至る可能性のある、本当に恐ろしい病気であることを、もっともっと多くの方に知ってほしいと思っています。

産後うつはほかの病気と同じように早期発見・早期治療が大切です。私の体験はひとつのケースに過ぎませんが、症状や思考パターンは、産後うつに苦しむ多くの方に共通していると思います。私がなぜ産後うつになったのか？　そしてどうして元の生活に戻れたのか？　というリアルな体験談を通して、産後うつが広く認知され、いま暗いトンネルの中にいる、多くの産後うつの女性たちに、少しでも楽になってほしいと願っています。

「産後うつ」って何？

うつ病は、憂うつな気分や気分の落ち込み、意欲の低下といった精神的症状や、頭痛、不眠といったさまざまな身体的症状を伴う疾患です。

うつ病には「メランコリー型」「非定型」「季節型」などさまざまな種類がありますが、妊娠中から産後4週以内に現れるうつ症状が「産後うつ」です。出産後は急激な女性ホルモンの変化に加え、慣れない育児などで大きなストレスがかかるため、妊娠・出産を経験した女性の7〜10人に1人が、産後うつにかかる可能性があると言われています。

うつはよく言われるような「心の風邪」ではありません。何日か経てば自然に治る、という性質の病気ではないのです。特に産後うつは、比較的短い期間に重症化しやすい傾向があります。東京都の調査によると、2005年から2014年までの10年間で、東京23区内だけで63例の妊産婦の自殺があり、その約5割が産後うつをはじめとする精神疾患を有していたことが分かっています。* 産後うつについての正しい知識をもち、予防や対策を行うことが必要です。

*出典：「周産期のこころの医療の課題」 三重大学保健管理センター 岡野禎治
https://www.mhlw.go.jp/file/05-Shingikai-10801000-Iseikyoku-Soumuka/0000134649.pdf

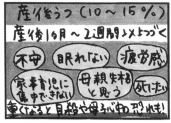

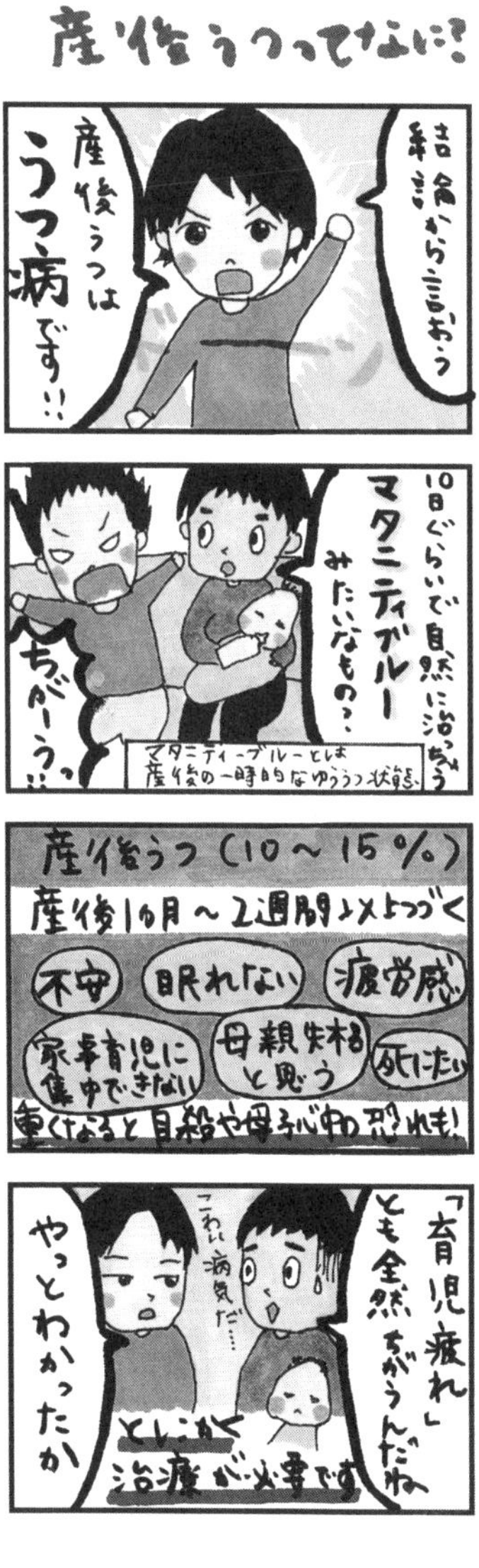

6. することがたくさんあって大変だった

- □（3）はい、たいてい対処できなかった
- □（2）はい、いつものようにうまく対処できなかった
- □（1）いいえ、たいていうまく対処した
- □（0）いいえ、普段通りに対処した

7. 不幸せな気分なので、眠りにくかった

- □（3）はい、ほとんどいつもそうだった
- □（2）はい、ときどきそうだった
- □（1）いいえ、あまりたびたびではなかった
- □（0）いいえ、まったくなかった

8. 悲しくなったり、惨めになったりした

- □（3）はい、たいていそうだった
- □（2）はい、かなりしばしばそうだった
- □（1）いいえ、あまりたびたびではなかった
- □（0）いいえ、まったくそうではなかった

9. 不幸せな気分だったので、泣いていた

- □（3）はい、たいていそうだった
- □（2）はい、かなりしばしばそうだった
- □（1）ほんのときどきあった
- □（0）いいえ、まったくそうではなかった

10. 自分自身を傷つけるという考えが浮かんできた

- □（3）はい、かなりしばしばそうだった
- □（2）ときどきそうだった
- □（1）めったになかった
- □（0）まったくなかった

（　）の点数を足した合計が9点以上の場合、「うつ病の可能性が高い」と言えます。しかしテストはあくまで目安であり、8点以下でも「うつ病ではない」とは言いきれないため、当てはまる項目が多い場合は、早めに精神科や心療内科などの専門医を受診しましょう。

＊エジンバラ産後うつ病質問票（EPDS）
産後うつ病をスクリーニングするために英国の精神科医・Cox教授らが開発。今日では国内外で妊娠中並びに出産後１年未満の女性を対象に活用されている。

産後うつ チェック

産後うつは、ただの「産後疲れ」ではありません。
治療が必要なうつの症状が現れているかどうか、
まずはチェックテスト*で確認を。

Q 出産からいままでの間に感じた気持ちにもっとも近い答えを選びましょう。今日だけでなく、過去7日間にあなたが感じたことにもっとも近い答えを選びます。必ず10項目すべてに答えてください。

1. 笑うことができたし、物事のおもしろい面もわかった

- □（0）いつもと同様にできた
- □（1）あまりできなかった
- □（2）明らかにできなかった
- □（3）まったくできなかった

2. 物事を楽しみにして待った

- □（0）いつもと同様にできた
- □（1）あまりできなかった
- □（2）明らかにできなかった
- □（3）ほとんどできなかった

3. 物事がうまくいかないとき、自分を不必要に責めた

- □（3）はい、たいていそうだった
- □（2）はい、ときどきそうだった
- □（1）いいえ、あまりたびたびではなかった
- □（0）いいえ、まったくなかった

4. はっきりした理由もないのに不安になったり、心配したりした

- □（0）いいえ、そうではなかった
- □（1）ほとんどそうではなかった
- □（2）はい、ときどきあった
- □（3）はい、しょっちゅうあった

5. はっきりした理由もないのに恐怖に襲われた

- □（3）はい、しょっちゅうあった
- □（2）はい、ときどきあった
- □（1）いいえ、めったになかった
- □（0）いいえ、まったくなかった

もくじ

第8章 ● いま産後うつのあなたに伝えたいメッセージ

デザイン|アルビレオ
編集協力|きいろ舎(藍原育子)

第1章

妊娠から出産まで

待ち望んでいた妊娠

結婚から1年。妊娠検査薬で陽性反応が出たときは本当に嬉しくて、「やったー！」と夫と二人で妊娠検査薬を片手に記念撮影をしました。いつか必ず子どもを産みたいと思っていたので、子どもを授かったことがただ嬉しかったのです。

もちろんこのときは、まさか1年後に自分が産後うつで自殺まで考えることになるとは、想像もできませんでした。ほかの妊婦さんと同じように、未来には楽しいことだけが広がっていると思っていました。

もともと心配性で、新しいことを始める前には準備や予習をきっちり行う性格なので、赤ちゃんが生まれてくるまでの間にできるかぎり準備をしておこうと思いました。母子手帳を読み込むのはもちろんのこと、育児エッセイや育児雑誌を片っぱしから読みました。育児エッセイの中には、育児の大変さを描いたものもありましたが、「育児って大変そう。でも私なりに頑張ってみよう！」と常に前向きでした。

夫も子どもが生まれてくることをとても楽しみにしていて、二人で自治体の主催する両親学級にも参加し、新生児の人形を使って抱っこや沐浴《もくよく》の練習もしました。

辛かったマタニティライフ

妊娠中は、このように気持ちはハイでしたが、体調は最悪でした。特につわりの期間は、一日中食べては吐いてを繰り返しました。精神的にも不安定になり、家族や友人の何気ない言葉に傷ついたり、仕事中にとつぜん涙が出てきたり。「つわり　いつまで」と、インターネットで何度検索したことでしょう。

つわりが終わっても、体中に湿疹ができたり、大きくなった子宮で膀胱が圧迫されて頻尿になるなど、しんどい日々は続きました。しかし「すべてはかわいい赤ちゃんに逢うため」「産んだらきっと楽になるはず」と信じて頑張りました。

しかし「産んだら楽になる」は、まったくの誤解でした。出産はゴールではなく、スタート。むしろ、本当に大変なのは、出産後からだったのです。

出産は交通事故に遭うようなもの⁉

陣痛がきた夜は、運悪く夫が出張で不在でした。夜中の3時から陣痛が始まり、「これは陣痛かな？」と疑いつつも、「ただの腹痛だったら恥ずかしいな」と思い、トイレでいきんでみたり、ベッドに移動してみたり……。そうやって痛みを我慢しているうちに、一睡もせずに夜を明かしました。朝8時になんとかタクシーを呼んで産院に向かったときには、陣痛はかなり激しいものになっていました。

病院に着くと、「子宮口が8cm開いてます！　あと数時間で生まれますよ！」と言われました。なんと私は、初産にもかかわらず、子宮口が8割方開くまで我慢してしまったのです。その後3時間いきみ続けた末、吸引分娩で3300gの赤ちゃん（男児・以下、大ちゃん）が誕生しました。

生まれた瞬間に「旦那さん、到着しましたー！」という声が聞こえました。あれほど取り乱し、すべてのエネルギーを使い果たしたのは生まれてはじめての経験でした。

人生最大の大仕事を成し遂げた達成感に包まれたのもつかの間、産後2時間ほどで

うまれたての子ジカ

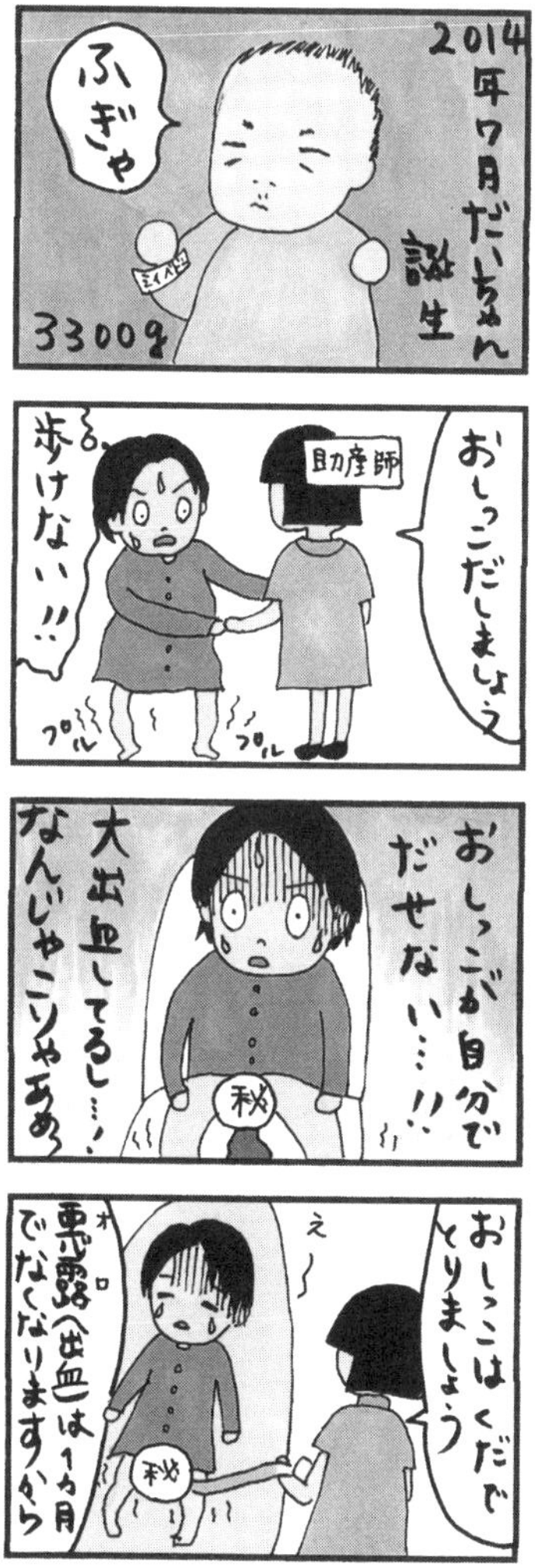
2014年7月だいちゃん誕生
ふぎゃ
3300g
おしっこだしましょう
助産師
歩けない!!
おしっこが自分でだせない…!!
大出血してるし…!
なんじゃこりゃあ
秘
おしっこはくだでとりましょう
え～
悪露《オロ》（出血）は1ヵ月でなくなりますから
秘

助産師から歩くように言われました。しかし体に力が入らずに、一人で立ち上がることもできません。足はまるで生まれたての子鹿のようにプルプルと震えました。また「悪露《おろ》」というものがあるのは知っていましたが、思っていたよりずっと大量で驚きました。

そして、さまざまな不調が体を襲いました。それもそのはず。個人差はありますが、出産は骨盤が開いて靭帯が緩んだ状態なので、体は交通事故に遭ったときのようなダメージを受けているのだそうです。

それでも出産は短距離走なので、瞬発力と気合で何とかなりました。でも、これから始まる育児はフルマラソン。しかも出産でパワーを使い果たし、ボロ雑巾のようになった体で、休む暇もなくそのフルマラソンがスタートするのです。

スパルタ授乳指導で疲労困憊

出産当日は、結局一睡もできませんでした。
「明日から夜中の授乳指導が始まるので、今日は眠ってください」と助産師から言われたのですが、体は疲れているはずなのに、獣のように気が立って眠りにつくことができません。前夜も陣痛で眠れなかったので、丸2日間まったく眠っていない状態でした。

おまけに入院した産院は、「完全母乳」がモットー。翌日から過酷な授乳指導が始まりました。朝から授乳のDVDを見せられ、助産師から母乳が出るようにと乳首をつままれて思いっきり絞られたのですが、それはそれは壮絶な痛みでした。

母子同室だったため、授乳と同時に大ちゃんと24時間一緒に過ごす生活がスタートしました。新米ママにとっては、新生児を抱っこするだけでも大変です。首もすわっていない、弱々しい赤ちゃんを抱えながら、「床に落としてしまったらどうしよう」と神経が張り詰めていました。

また授乳の時間は、大ちゃんを連れて自分の部屋から授乳室まで移動しなければなりません。入院期間中に56回（一日に8回×7日）の授乳をこなさなければならないと思うと、気が遠くなりました。

授乳の仕方はマニュアル化されていました。まずおむつ替えをして、ベビースケールに乗せて体重を計ります。つぎに自分のおっぱいをマッサージし、おっぱいを吸わせます。飲ませたあとに再び大ちゃんの体重を計って、飲めた母乳の量を測定し、目標授乳量に達していなければ、ミルクを足すというものです。

私は抱っこもおっぱいを吸わせるのもうまくいかずに、毎回1時間半ほどかけておっぱいを飲ませていました。はじめの数日は目標授乳量にまったく到達せず、授乳室でほかのお母さんと比べて「自分は授乳が下手だ」と落ち込みました。

授乳はつらいよ

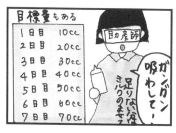

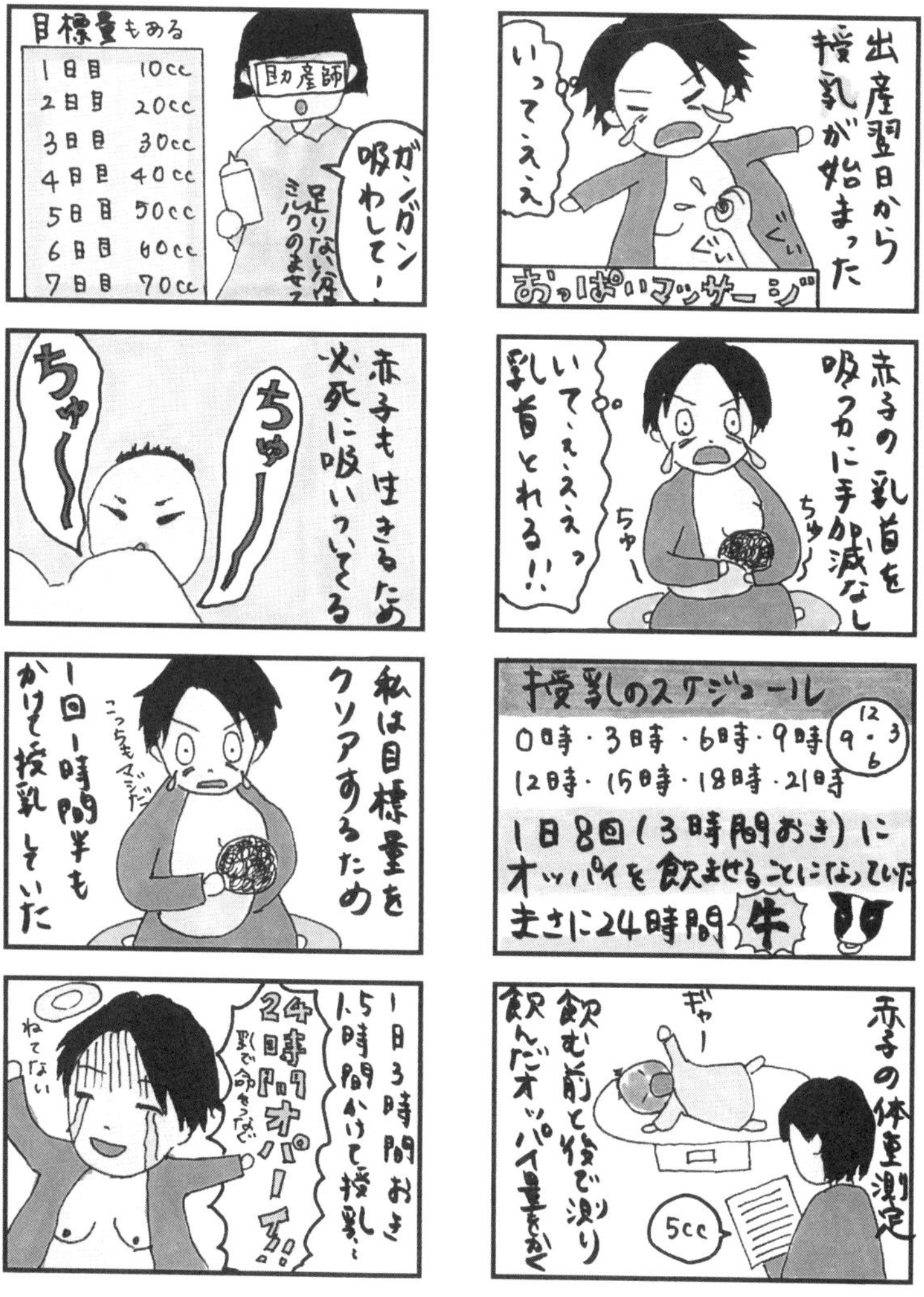
出産翌日から授乳が始まった
いってぇぇ
ぐぃ
ぐぃ
おっぱいマッサージ
赤子の乳首を吸う力に手加減なし
いてぇぇぇっ
乳首とれる!!
ちゃ〜
ちゅ〜
授乳のスケジュール
0時・3時・6時・9時
12時・15時・18時・21時
12 3 6 9
1日8回(3時間おき)にオッパイを飲ませることになっていた
まさに24時間
牛
赤子の体重測定
飲む前と後で測り
飲んだオッパイ量をかく
ギャー
5cc
目標量もある
1日目 10cc
2日目 20cc
3日目 30cc
4日目 40cc
5日目 50cc
6日目 60cc
7日目 70cc
助産師
ガンガン吸わして〜
足りない分ミルクのませて
赤子も生きるため必死に吸いついてくる
ちゅ〜
ちゃ〜
私は目標量をクリアするため
1回1時間半もかけて授乳していた
こっちもマジだ
1日3時間おき
1.5時間かけて授乳
24時間オッパーイ!!
乳で命をつなぐ
ねてない

そして助産師からは、毎日厳しい言葉があびせられました。授乳がうまくいかずに「大ちゃんがおっぱいを吸ってくれません」と相談すると、「そんなはずはない。とにかくたくさん吸わせて！」と言われ、ミルクの作り方やおむつ替えがうまくできないと「そんなやり方じゃ赤ちゃんがかわいそうでしょ！」と叱られました。

疲れたお母さんを休ませるため、赤ちゃんを新生児室に預けられる産院もあるそうですが、私が入院した産院では、赤ちゃんを預けているお母さんは一人もいませんでした。みんな3時間おきに授乳室に集まり、休まずに頑張っていたのです。

「お母さんなんだから」というプレッシャー

母子同室は、毎日やることがてんこ盛りです。3時間おきの授乳指導。大ちゃんが泣くたびにおっぱい。退院後の生活指導と沐浴の練習などなど。

ボロボロの体で大ちゃんを抱えながら、これらをこなすのはまさに修行でした。おまけに大ちゃんはおむつを替えようとしただけで、大暴れしながら絶叫泣き。私は昼も夜も泣きやませることに必死でした。自分のやり方が悪いのか、大ちゃんにどこか悪いところがあるのではないかと、心配でたまりませんでした。

夜中の授乳と授乳の合間に、少しだけ眠れることがあっても、授乳の時間になると助産師に叩き起こされ、3時間おきに起きなければならないプレッシャーで、ますます眠れなくなりました。

当時の私は、どんなに体がしんどくても「授乳を1回でも休めば母乳は出なくなってしまう」と思い込んでいました。そのため、とにかく決められたスケジュールをこなすことに必死でした。産院での入院生活は、横になっている時間も眠っている時間もほとんどなかったのです。

そんな毎日が続き、本当に心身ともにボロボロでした。しかし「お母さんはみんなやっていること」「お母さんなのにこんなことも頑張れないの?」と周りから責められるような気がして、私は体調が悪いこと、ほとんど眠れていないことなどを、医師にも助産師にも伝えることができずに頑張り続けたのです。入院生活の終盤は情緒不安定になり、大ちゃんの顔を見て意味もなく号泣したり、ほかのお母さんたちが赤ちゃんをかわいがっている姿を見るだけで、イライラするようになりました。

両親がお見舞いに来てくれたときは、父が「この子が成人するまでは元気でいないとな」と言いながら初孫に浮かれる様子に、心底腹が立ったのを覚えています。

大ちゃんは私が抱っこするだけで泣いて嫌がる。おむつ替えもうまくできずにシーツをうんちまみれにしてしまう。母乳もうまく飲ませることができない。

私は日々心がすりへり、育児がうまくやれていない自分を責め、深夜の授乳室でお母さんたちが出産体験を記録するノートに「迷惑をかけてばかりで申し訳ありません。これから頑張ります」と書き込みました。

いま思えば、出産で心身ともに疲労困憊《こんぱい》なのにまったく休養を取ることができなかったため、入院中からマタニティブルーだったのだと思います。そして、この入院生活が、産後うつの引き金を引いてしまったのではないかと思うのです。

マタニティブルー

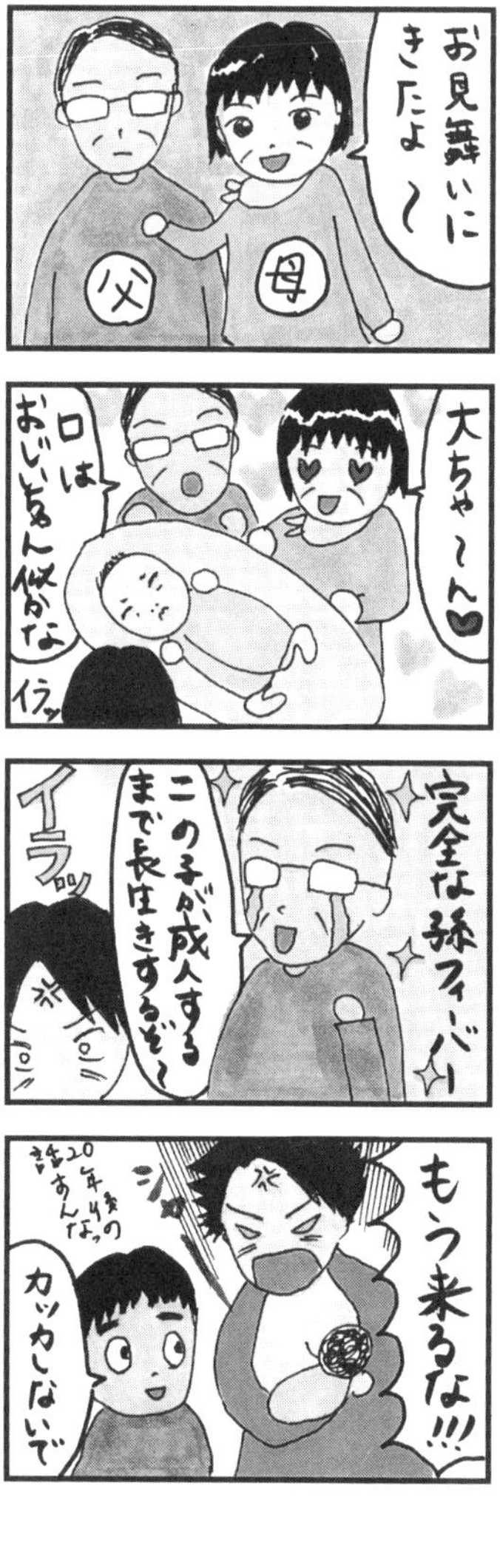

入院生活は修行だ

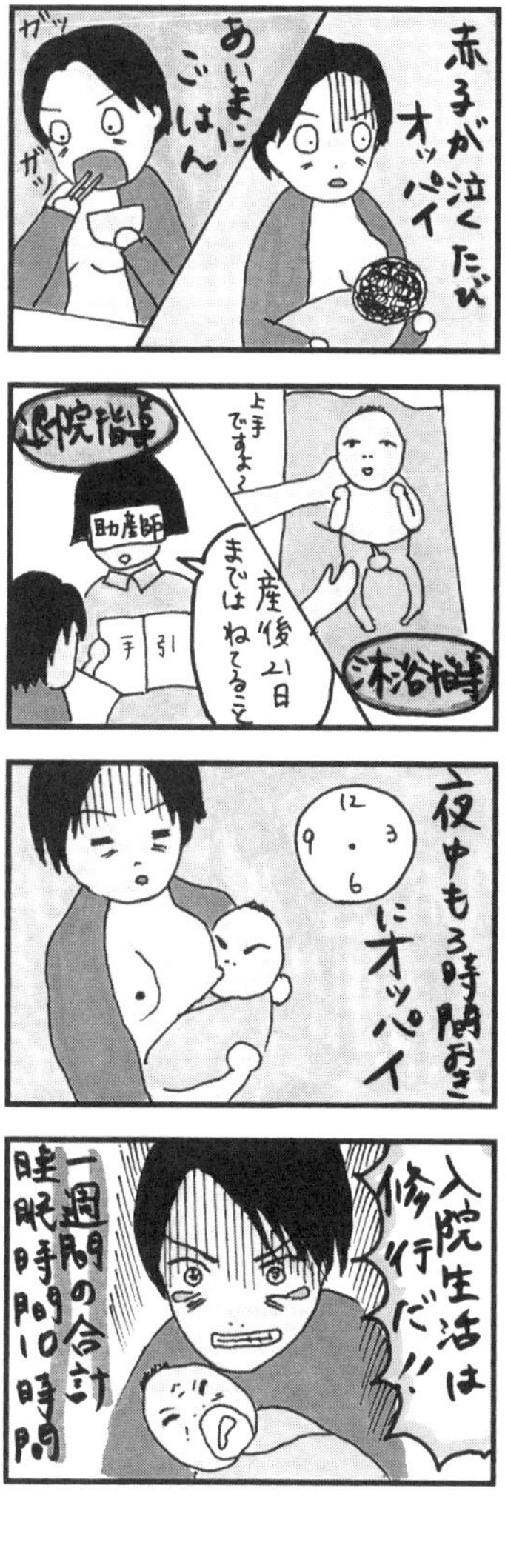

専門医がずばり解説!
どうなっているの? どうして辛い?
知っておきたい産後の心①

産後うつになりやすいのはどんな人?

西松能子(にしまつ・よしこ) 医学博士、精神科専門医・指導医。立正大学心理学部教授。大阪医科大学卒業。日本医科大学精神医学教室講師、コーネル大学医学部客員研究員を経て2003年に東京都千代田区に「あいクリニック神田」を開設。女性のうつ病、身体表現性障害の治療が専門。

「○○だから産後うつになりやすい」という性格や傾向はありません。確かにうつ病になる人の多くは、几帳面で一生懸命な傾向がありますが、だからといって、必ず産後うつを発症するわけではないのです。

産後うつの最大の原因は、女性ホルモン(エストロゲン)の急激な変化です。胎児を育む働きをもつエストロゲンは、妊娠から出産にかけて分泌量が増えますが、出産を境に激減します。しかし脳や体がその変化に対応できないと、自律神経がバランスを崩します。自律神経のバランスが崩れたときには、不安や孤独を感じやすくなったり、イライラするなど、心が不安定になります。そのうえ、産後は「母親なんだから頑張らなければ」と自分で自分を追い込んだり、周囲からの「たとえ体調が悪くても、自分を犠牲にしてでも休まず子どもに尽くすべき」といったプレッシャーを受けやすい時期です。そのためうつ症状が出ていても気づきにくく、悪化させやすい環境にあるといえるでしょう。

第2章

産後うつへの序章
帰宅から産後75日

育児って、こんなに大変なの!?

出産前は、子育て中の友人たちから「産んだあとが大変だよ」と言われるたびにうんざりしていました。かわいい赤ちゃんが生まれて幸せ絶頂なはずなのに、なぜそんなことをわざわざ言うのか、まったくわからなかったのです。

しかしいざ自分が育児をするようになって、初めて現実を知りました。我が家は夫が産後3週間の有給休暇を取ってくれたので、夫婦で育児のスタートが切れたものの、二人で協力しても、初めての育児は肉体的、精神的に厳しいものがありました。うちでさえ辛かったのですから、旦那さんや周囲の協力を得られない、ワンオペ育児のお母さんは、どんなにか大変だろうと思います。

出産前は、赤ちゃんの泣き声なんて気にしたこともありませんでしたが、我が子の

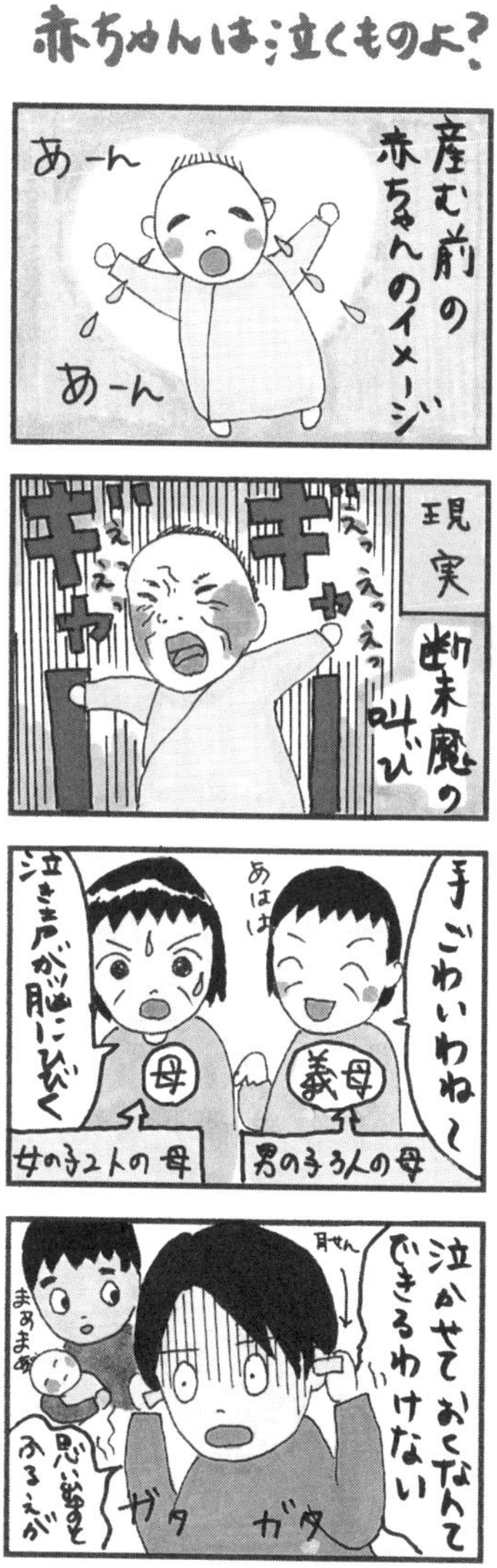
赤ちゃんは泣くものよ?
産む前の赤ちゃんのイメージ
あーん
あーん
現実
断末魔の叫び
ギャー
ギャー
手ごわいわねー
あはは
泣き声が脳にひびく
母
義母
女の子2人の母
男の子3人の母
泣かせておくなんてできるわけない
耳せん
まあまあ
思い出すとふるえが
ガタ
ガタ

泣き声は、「何かしてくれないと、いますぐ死にますよ」と言わんばかりに、断末魔の叫びで迫ってきます。私は毎日とにかく泣きやませることに必死でした。

またもともと心配性なので、赤ちゃんが泣きやまないと「どこか悪いのでは？」「何かの病気だったらどうしよう」と暇さえあれば育児書やインターネットで、赤ちゃんを泣きやませる方法を調べていました。産後1ヵ月の間に助産師外来に3回行って相談しましたが、いつも「赤ちゃんは泣くものよ」と言われるだけでした。

おっぱいをあげて、抱っこして、おむつを替えて、それでもずっと泣いている大ちゃん。「赤ちゃんは泣くのが仕事」とはいえ、そんな仕事に24時間付き合っていると、心が擦り切れていきます。次第に、泣いていないときでも、いつ泣きだすか？と神経を張り詰めて様子をうかがうようになりました。

大泣き、寝ない、そして母乳も出ない！

大泣きするだけでなく大ちゃんは、なかなか寝てくれない子でした。生後2週間くらいから、夫婦ふたりがかりでも、寝かしつけに3時間かかりました。おっぱいを吸わせる↓夫が抱っこで揺らす↓寝たと思ったらすぐに泣きだす↓ミルクかおっぱいを飲ませる↓夫が抱っこひもに入れてひたすらゆらゆらする↓車に乗せてなんとか寝かせる。ここまで3時間！　おまけにようやく寝ても1〜3時間後に起きてしまう。24時間この繰り返しでした。

病院の指導の通りに生後1ヵ月までは完全母乳で頑張っていたのですが、次第に大ちゃんが眠っていても眠ることができなくなりました。そうこうしているうちに私の母乳は出なくなりました。産後20日頃までは2〜3時間おきにおっぱいが張って、母乳が出ている感覚があったのに、おっぱいがまったく張らなくなってしまったのです。

その頃は「母乳が出なくなったら母として失格」と思い込んでいたので、過度に神経質になり、ベビースケールを購入して授乳量を調べて細かく記録したり、暇さえあれば母乳のことをネット検索するようになってしまいました。

「母乳は吸わせれば出るようになる」とか「ミルクを与えてしまうと母乳を飲まなくなる」などと書いてある記事を読んで、1時間もおっぱいを吸わせ続けたりもしました。夫は育児に協力的でしたが、母乳の悩みについては分かってくれません。ストレスでますます母乳は出なくなり、母乳にこだわるあまり、大ちゃんはお腹が空いて眠らない、という悪循環に陥りました。

先の見えない真っ暗なトンネル

「もうどうしたらいいのか分からない！」

毎日育児が思うようにいかず、断崖絶壁に立たされている気分でした。眠れないので、終わらない一日を何日も何日も続けているような気分でした。

出産前に仕事をしていたときは朝起きて職場に行って、残業する日もあれば、アフターファイブに飲みに行くこともあったけれど、夜はベッドで眠れました。少なくとも、決まった時間に起きて、決まった時間に眠れる……オンとオフの切り替えのある生活でした。

しかし育児は違います。一日中、ずっとオンです。一体、この生活がいつ終わるのだろう。先の見えない真っ暗なトンネルの中を、ゾンビのように歩いているような、暗い気分がひたすら続きました。何度もベランダから飛び降りたい、走っている車の前に飛び出したい、育児から逃げたいと思いました。

母乳がでない!?

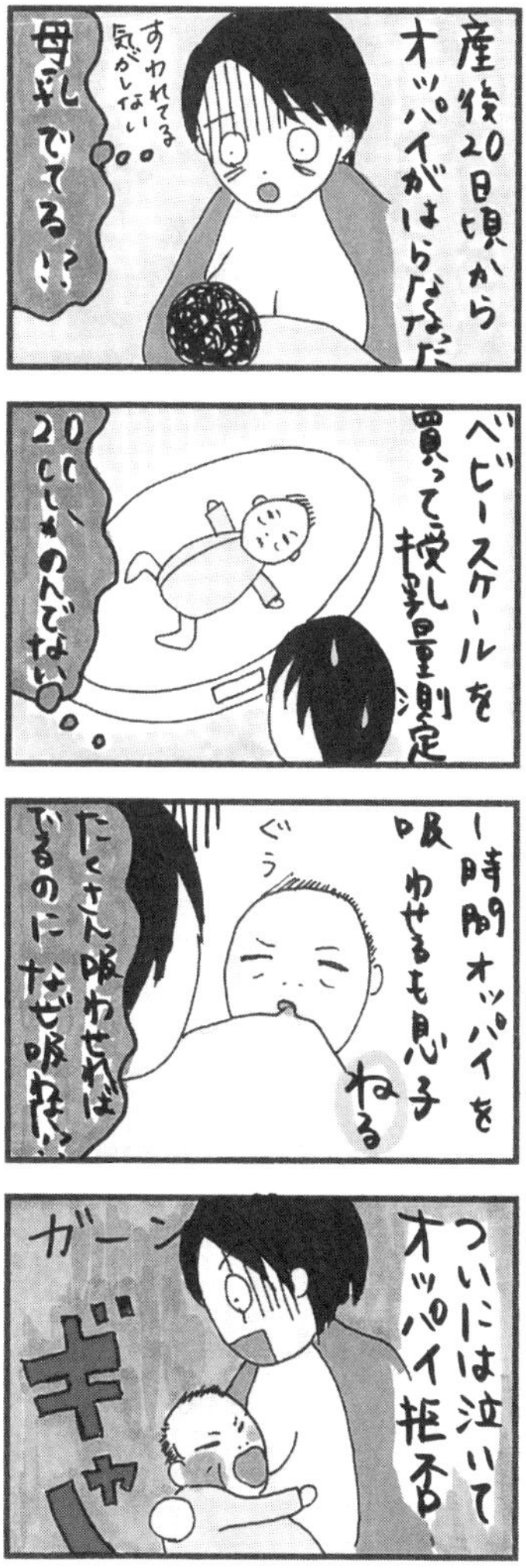
産後20日頃からオッパイがはらなくなった
すわれてる気がしない
母乳でてるの!?
ベビースケールを買って授乳量測定
20ccしかのんでない
1時間オッパイを吸わせるも息子ねる
ぐう
たくさん吸わせればでるのになぜ吸わない!?
ついには泣いてオッパイ拒否
ガーン
ギャ

母の基本的人権は?

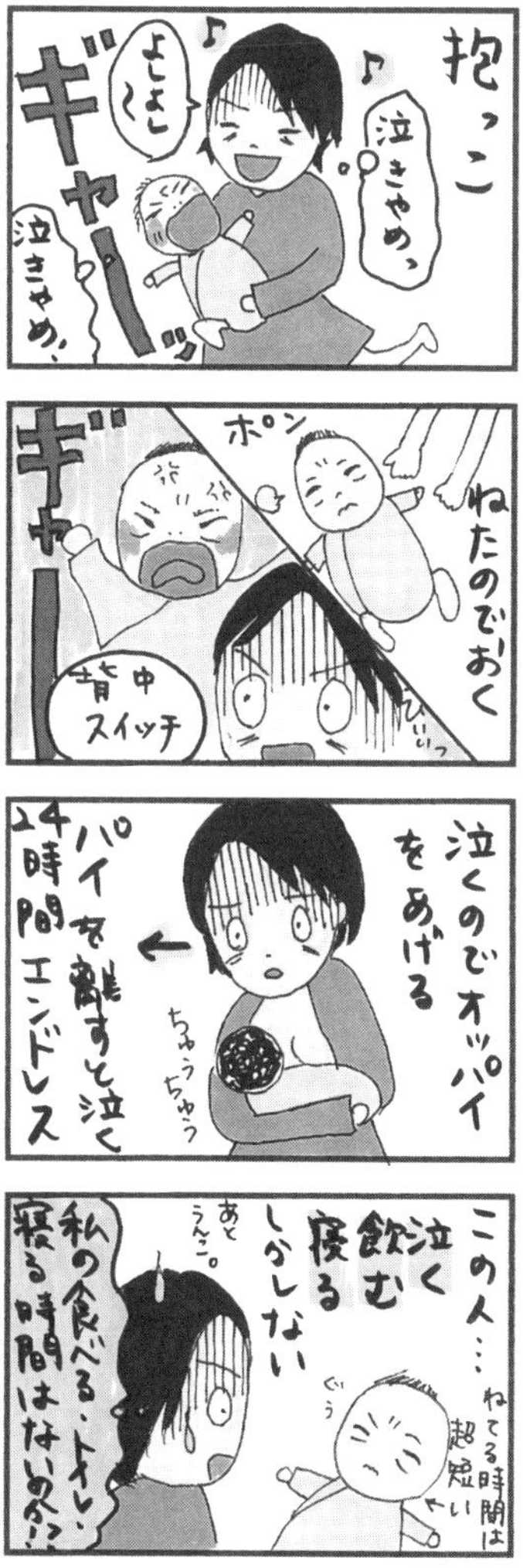
抱っこ
泣きやめっ
よしよし〜
泣きやめっ
ギャー
ねたのでおく
ポン
ギャー
背中スイッチ
ひぃぃっ
泣くのでオッパイをあげる
ちゅうちゅう
パイを離すと泣く
24時間エンドレス
この人…泣く飲む寝るしかしない
あとうんこ。
私の食べる・トイレ・寝る時間はないの!?
ぐう
ねてる時間は超短い

産後うつの初期症状「不眠」

産院に入院中、眠れたのは1週間で合計して10時間もあったかどうか……。たとえ眠れたとしても熟睡できたわけではなく、眠ったのか眠ってないのか分からないような、浅い眠りでした。常に徹夜明けのような感覚でフラフラしていました。

いま思えば、このときすでにマタニティブルーだったのだと思います。そのマタニティブルーが、いつから産後うつに進化したのか、ハッキリした境目は分かりません。自覚があるのは、「産後2週間を過ぎても眠れなかった」ということです。

退院して家に帰れば眠れるようになるだろうと思っていました。しかし家に帰ってからも自分の家とは思えないほど緊張して眠ることができず、病院と同じ状態が続きました。あまりにも眠っていないため、日中は吐き気がしてよくトイレで吐いていました。

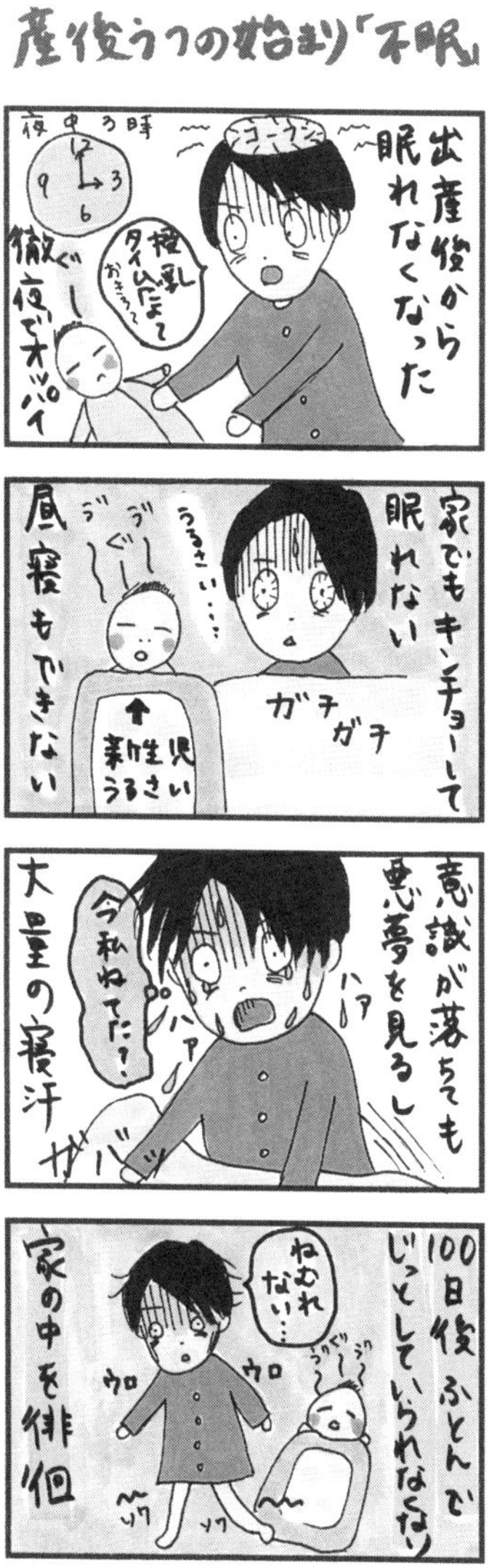
産後うつの始まり「不眠」
夜中3時
出産後から眠れなくなった
授乳タイムだよ
おきろ～
ぐし
徹夜でオッパイ
家でもキンチョーして眠れない
うるさい…
ぐじ
ぐじ
ガチガチ
新生児うるさい
昼寝もできない
意識が落ちても悪夢を見るし
ハァ
ハァ
今私ねてた？
ガバッ
大量の寝汗
100日後ふとんでじっとしていられなくなり
ねむれない…
ウロ
ウロ
ソワ
ソワ
家の中を徘徊

産後3週間を過ぎた頃から少しずつ眠れるようになり、一日あたり6時間は眠れていたと思いますが、悪夢を見たり大量の寝汗をかいたりするので、眠ったというよりは軽く意識が落ちたという感覚でした。

そのうちに、いてもたってもいられない焦燥感に襲われるようになりました。布団の中で横になっていると、体中を虫が這《は》っているようにゾワゾワとして、じっとしていられないのです。

真夜中でも、部屋から部屋へ歩き回ったり、近所を徘徊《はいかい》したり……。強烈に「死にたい」と考えるようになったのも、この頃からです。当時の日記からも、「死」を意識するようになっていたことが分かります。

「すごく疲れているのに眠れない。死んでしまいたい。外を歩き回ってみたけれど、何も変わらない。死に方も分からない。一体どうしたらいいのだろう」

もしかして産後うつ⁉

そんな状態で迎えた1ヵ月健診。私は何気なく、待合室に置いてあったパンフレットを手に取りました。パンフレットは県の産科婦人科学会が作成したもので、産後うつについて書かれていました。

産後うつ病とは？（抜粋）

第2章

産後うつへの序章　帰宅から産後75日

不安

身の回りのことができない

家事ができない

眠れない

楽しめない

いなくなりたい

私はすべての症状に当てはまっていました。そこには「きちんとしたサポートとカウンセリング、服薬により症状が改善する」とあったので、健診で早速、産婦人科医に尋ねてみました。

「疲れがまったく取れないし、眠れません。パンフレットの内容にすべて当てはまるのですが、産後うつでしょうか？」

するど先生は、

「産後うつのことは精神科に行って相談してください。必要ならば紹介状を書きます」と言い、その後、助産師外来を案内されて、改めて助産師に話を聞いてもらうことになりました。

助産師に

「眠れないんですが、いつになったら眠れますか？」

と聞いたところ、

「産後は2時間グッと寝れば大丈夫。子どもが1歳になるまでは眠れませんよ。絵本を読んでみたら？　癒やされますよ」と言われてしまいました。

そうか、母親は眠れなくて当たり前なのか！　そもそも、私が産後うつになるはずがない。私は部屋に貼り紙までしました。「私は産後うつではない」と。

我が子が怖い！

「眠れなくて当たり前」と言われたものの、症状はひどくなるばかりでした。産後1ヵ月を過ぎた頃には不眠のほか、さまざまな症状が現れるようになりました。

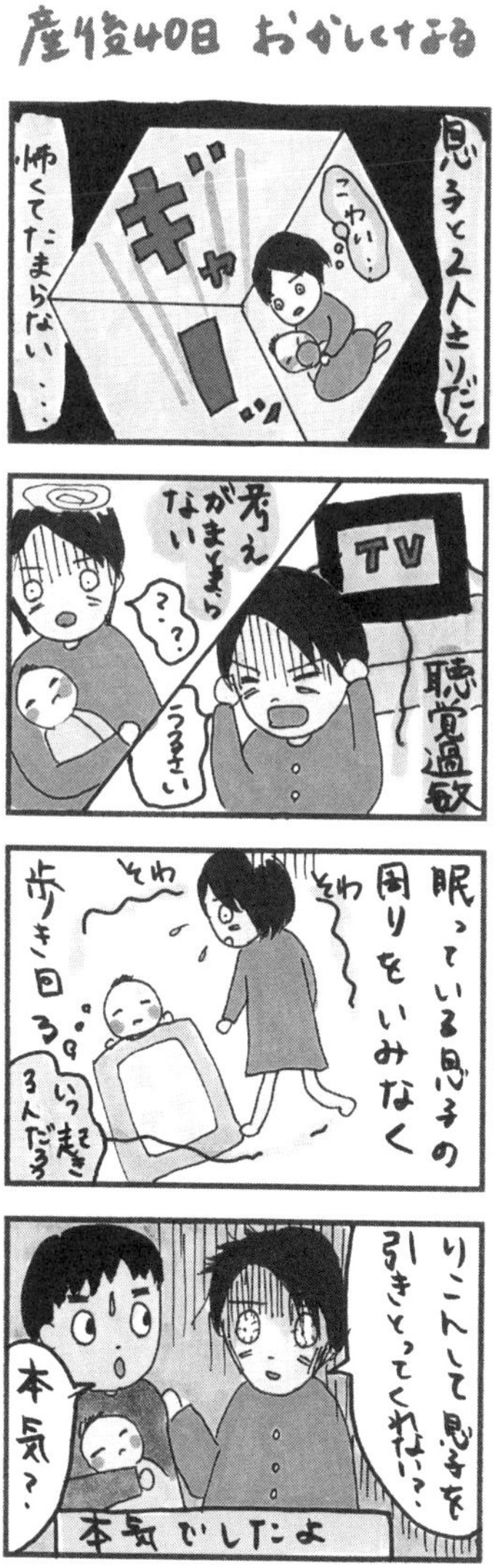
産後40日 おかしくなる
息子と2人きりだと
こわい…
ギャーッ
怖くてたまらない…
聴覚過敏
うるさい
考えがまとまらない
?..?
眠っている息子の周りをいみなく
歩き回る
そわ
そわ
いつ起きるんだろう
りこんして息子を引きとってくれない?…
本気?…
本気でしたよ

まず、大ちゃんと二人きりになると恐怖で気が変になりそうになりました。信じられない話ですが〝我が子が怖い〟のです。産後1ヵ月半頃の記録にはこう書いてあります。

「赤ちゃんと二人きりになると不安感、気が張り詰める。背中とお腹の中がゾワゾワ、ゾクゾクする。泣き声が断末魔のような大きな泣き声で、ものすごく怖くて慣れない」

特に昼間、密室で大ちゃんと二人きりになったときは、極限状態でした。これほどの恐怖は、うつになる前には感じたことがありません。筆舌に尽くしがたい恐怖心を我が子に対して感じていたのです。

また赤ちゃんを虐待死させた親のニュースを見たり聞いたりすると、「私も大ちゃんに同じことをしてしまうのでは」と思い、恐ろしくなりました。それはまるで「必ず虐待してしまう」と確信するような、激しい不安でした。すぐにでも児童相談所に電話をかけ、「虐待してしまいそうなので24時間監視してほしい」と言いたい気持ちでしたが、なんとか思いとどまりました。

さらに「東日本大震災みたいな大地震が起きたらどうしよう」「私がインフルエンザになったら大ちゃんの面倒をみる人がいなくなる」など、毎日さまざまな心配事が頭に浮かび、不安でたまりませんでした。

一人になれば不安が増し、大ちゃんと一緒にいれば怖くてたまらない。とても一人ではいられなかったので、夫の有給休暇が終わってからは、毎日2時間かけて母に通ってもらい、なんとか育児をしていました。

育児への自信をなくし、離婚を切り出す

毎日があまりに辛く耐えられなくて、「もう育児はできないから、私と離婚して大ちゃんを引き取って育ててくれない？」と夫に伝えたこともあります。しかし夫は私がただ愚痴を言っているように思ったのでしょう。

「母親ならみんなやっていることだよ。母親としての覚悟がないね」と厳しく一蹴されてしまいました。そう言われて反論することもできず、「私には母としての自覚が足りないんだ」と落ち込むばかりでした。

そして次第に、すべての音がざわざわとうるさく聞こえるようになりました。テレビの音がうるさくて耐えがたく、いつもの半分の音量でしか聞けません。音楽もうるさくて聴けません。特に大ちゃんの泣き声は、とてつもない騒音に感じ、ますます「我が子が怖い」と感じるようになりました。

地下鉄の「ゴォー」という大きな音と暗闇が恐ろしくて、外出先で夫にしがみつき「怖い！　怖い！」と騒いだこともあります。ただ電車に乗ること、それすらも怖かった。あとから分かったのですが、これは「聴覚過敏」という、うつ症状のひとつだったのです。

また脳に霧がかかったようになり、何かを考えたり、行動したりすることができなくなりました。ミルクの量を何mlにしたらいいのかが決められなくなり、大ちゃんが泣きだすとどうしていいのか分からず、「どうしよう、どうしよう」と焦るばかり。毎日死ぬか生きるかの選択を迫られているような、追い込まれた気分が続きました。

そして集中力が極端になくなり、文字が読めなくなりました。何か文字が書いてあることは認識できるのに、その文字がまったく頭の中に入ってこない感覚です。テレビの画面も見られなくなりました。画面がズームインやズームアウトしたり切り替わったりすると目が追っていけず、船酔いしたように気持ち悪くなってしまうのです。

うつの症状　聴覚過敏

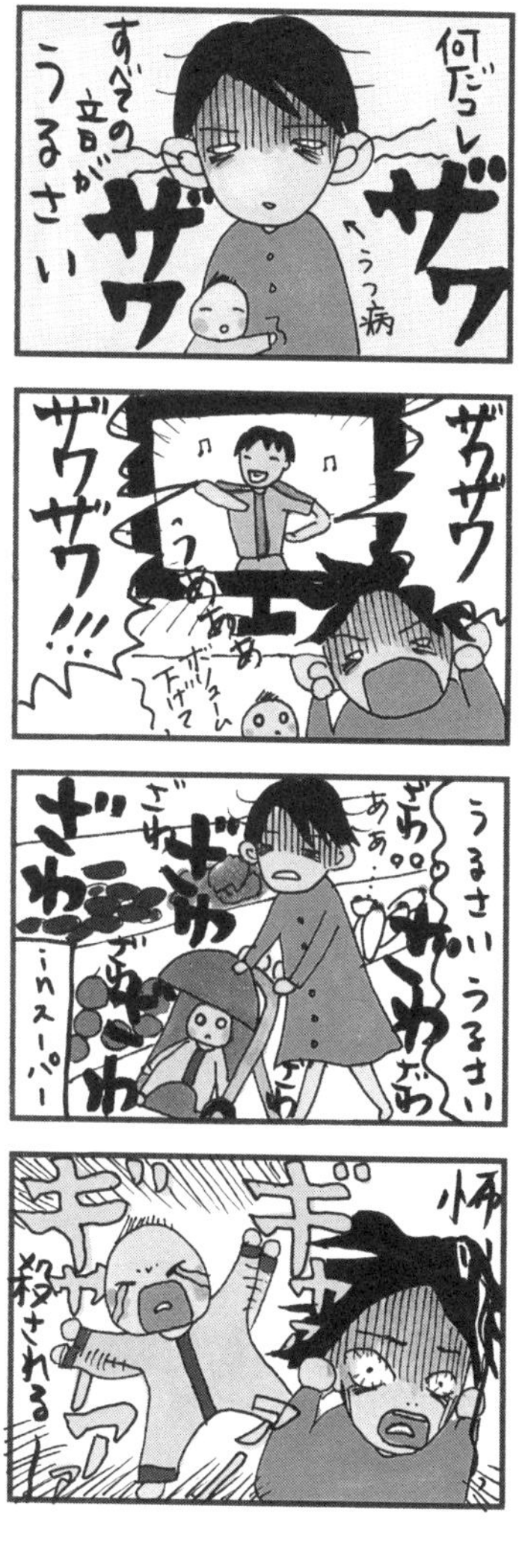
何だコレ
すべての音がうるさい
ザワ
ザワ
うつ病
ザワザワ
ザワザワ!!!
うあああ
ボリューム下げて
うるさいうるさい
ざわ
ざわ
ざわ
ざわ
ああ…
in スーパー
怖い
殺される

うつの症状　何もできない

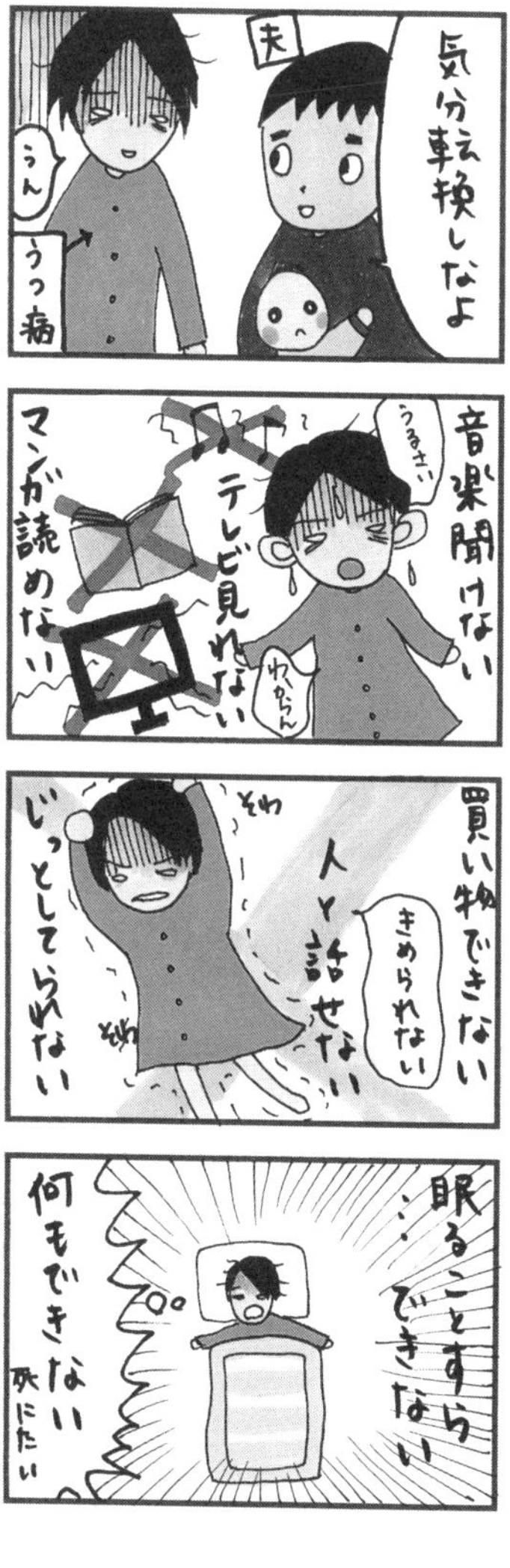
夫
気分転換しなよ
うん
うつ病
音楽聞けない
うるさい
テレビ見れない
マンガ読めない
わからん
買い物できない
きめられない
人と話せない
じっとしてられない
そわ
そわ
眠ることすらできない
何もできない
死にたい

勇気を出してメンタルクリニックを受診

そんな状態をおかしいとは思いつつも、「産後で疲れているだけで、そのうち自然によくなるだろう」と自分に言い聞かせて、毎日を過ごしていました。

それでも毎日があまりに辛く、困り果てて、電話で悩みを相談できる「いのちの電話」に電話をしたこともあります。電話に出た担当の方は、「精神科を受診してみては」と促してくれました。

私は「産後うつなら女性の気持ちがわかる女医さんがいいのでは？」とインターネットであれこれ検索をして、「子育ての悩みを聞きます」とうたっているメンタルクリニックを見つけました。そしてついに、清水《きよみず》の舞台から飛び降りるつもりで、Ａメンタルクリニックを受診することを決意したのです。

この日のために、働かない頭で何時間もかけて、出産してからこれまでの経緯を思い出し、詳細なノートまで作って臨みました。

しかしいざ診察室で先生を前にすると、「子どもと二人きりでいるのが不安でたまらない」ということだけを伝え、不眠や子どもが怖く感じるという具体的なことは何も伝えませんでした。

このとき付き添ってくれた母も、私の様子がおかしいとは一切伝えることなく、むしろ「娘はしっかり育児をしているのに、不安がってばかりいるんです」というようなことを言っていました。

自身も子育ての経験があるという女医さんは、ひと通り話を聞いたあとに手元のメモ帳にこう書きました。

―覚悟―

―育児は育自―

「あなたは育児が苦手なだけよ。二人きりになるのが不安ならだれかに一緒にいてもらえばいいじゃない。1年もすればいいお母さんになれるわよ」

私が「母親は眠れなくて当たり前ですか?」と聞くと、女医さんは「母親なら眠れなくて当たり前です」と答えました。

私は愕然としました。私は育児が苦手なだけで母親としての覚悟が足りなかったのだ! 子どもと離れてはいけないのだ。みんなこんなに苦しい思いをして一人前の母親になっているのに、私は母親失格なんだ……。

先生からは「うつの症状はそれほどではないけれど、不安が強いように見える。どうしても不安なら抗不安薬を出すけど、服薬するなら母乳はやめるように」と言われたので、母乳をやめたくなかった私は、抗不安薬の処方を断りました。「当帰芍薬散《とうきしゃくやくさん》」という漢方薬のみを処方してもらい、再受診の予約を取ることもなく診察を終えました。この診断結果によって、私も家族もみんながこう思ってしまったのです。

「重い病気じゃなくてよかった。ミィは育児が苦手で精神的に不安定になっているだけなんだ。サポートすればいつかちゃんとできるようになるだろう」

ここからが本当の地獄の始まりでした。

母になれません

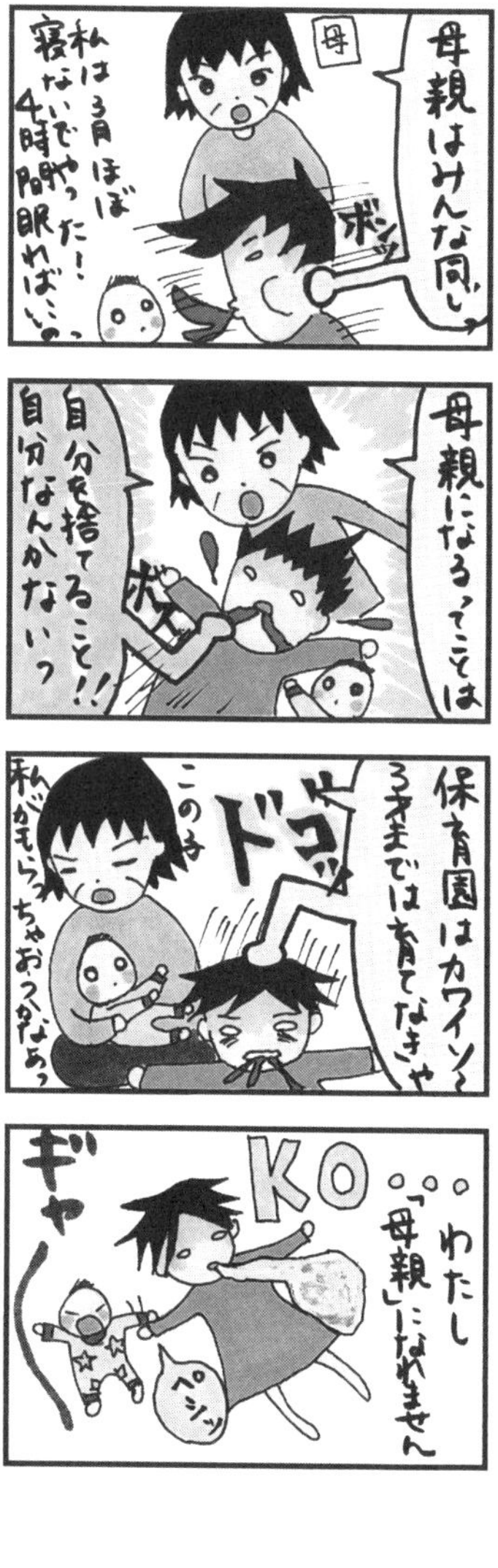
母親はみんな同じ
母
私は3月ほぼ寝ないでやった! 4時間眠れば…っ
ボンッ
母親になるってことは
自分を捨てること!! 自分なんかないっ
ボスッ
保育園はカワイソ~ 3才までは育てなきゃ
ドゴッ
この子
私がもらっちゃおっかなあっ
KO
わたし「母親」になれません
ペシッ
ギャ~

産後50日 メンタルクリニックでしくじる

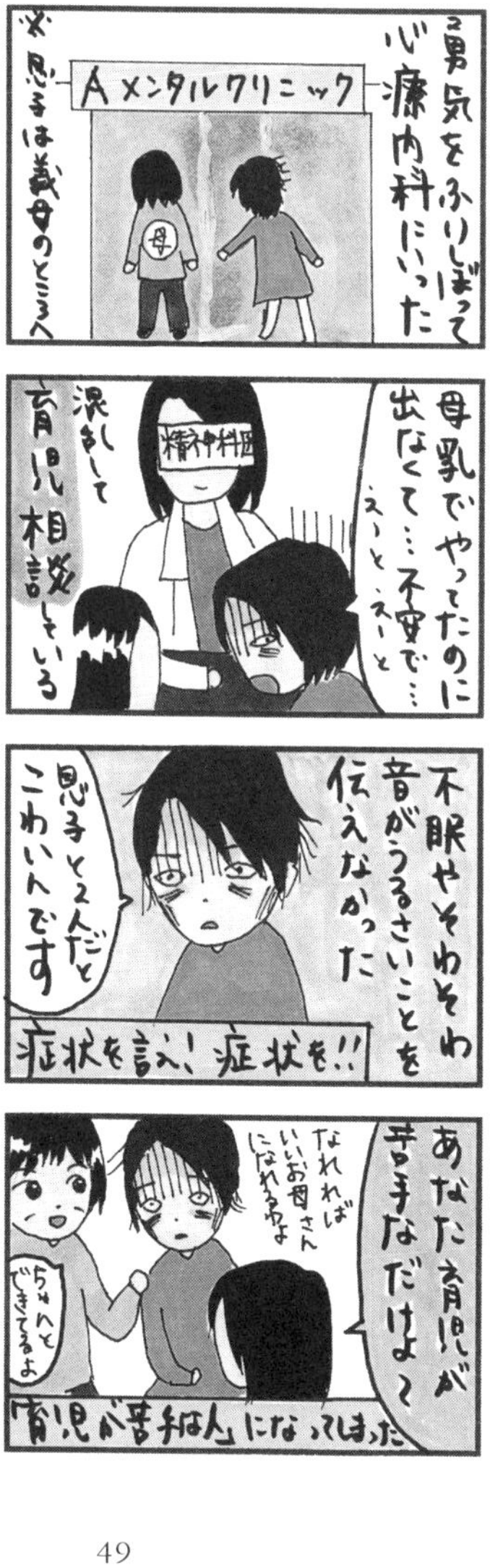
勇気をふりしぼって心療内科にいった
Aメンタルクリニック
※息子は義母のところへ
母乳でやってたのに出なくて…不安で…
えーと、えーと
精神科医
混乱して育児相談している
不眠やそわそわ音がうるさいことを伝えなかった
息子とふたりだとこわいんです
症状を言え、症状を!!
あなた育児が苦手なだけよ~
なれればいいお母さんになれるわよ
ちゃんとできてるよ
「育児が苦手な人」になってしまった

専門医がずばり解説！
どうなっているの？ どうして辛い？
知っておきたい産後の心②

「自分を責める」気持ちが出たら要注意

産後は「眠くて辛い」「眠ることができない」といった眠りに関する悩みを訴える方が多いのですが、この時期は赤ちゃんを育てるため、女性の睡眠は産前のように「夜まとめて眠る睡眠」から「短時間で深い睡眠」へと変わります。そのため「昨夜も○時間しか眠れなかった」と思っていても、日中に短くとも深く眠ることができれば、心身へのダメージはありません。

もっとも注意してほしいのは、睡眠時間よりも、「自分はダメな人間だ」「母親失格だ」といったように、自責の念を感じるかどうかです。

たとえば急な用事や体調不良などで子どもを家族に任せる際に、「子どもを預けるなんてダメな母親だ」と思ったり、赤ちゃんの体重が増えないことを「自分の責任だ。母親失格だ」と感じるようなときには、少し落ち着いてみましょう。これが産後うつかどうかの大きなポイントです。

第3章

うつを悪化させた里帰り

里帰りでさらに悪化

Aメンタルクリニックを受診した後も、私の状態はひどくなるばかりでした。産後70日目に市の保健師さんが自宅に訪問に来てくれたときも、ぼんやりして保健師さんの話がまったく頭に入ってこない状態でした。「このままでは息子に殺されると思います」と口走る私に、保健師さんはやんわりともう一度メンタルクリニックを受診することを勧めました。

それでも、私はアドバイスを受け入れようとはしませんでした。Aメンタルクリニックで、「あなたのうつ症状はそれほどではない」と言われているし、自分がうつ病になるなんて思いたくなかったのです。

また母から言われたさまざまな言葉の影響も大きかったように思います。

私の母は、思い込みが激しく、特に育児に関しては、非常に強いこだわりを持っていました。

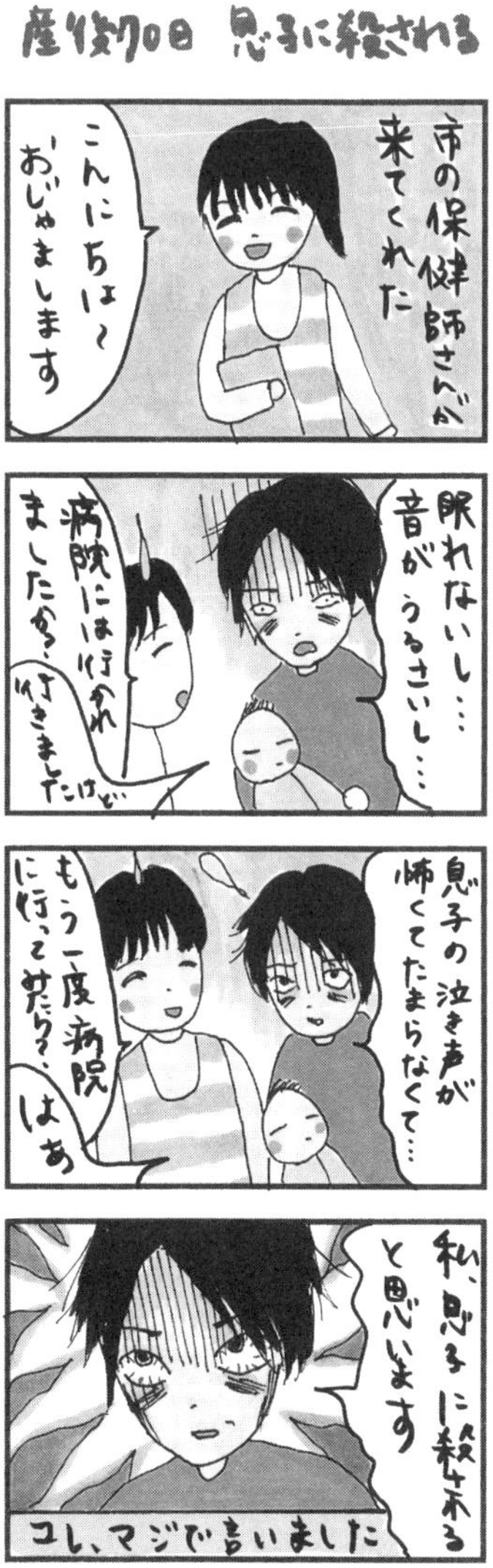
産後70日 息子に殺される
市の保健師さんが来てくれた
こんにちは〜 おじゃまします
眠れないし… 音がうるさいし…
病院には行かれましたか？
行きましたけど
息子の泣き声が怖くてたまらなくて…
もう一度病院に行ってみたら？
はあ
私、息子に殺されると思います
コレ、マジで言いました

「私は、産後1週間後に卵巣を摘出する手術をした。それなのに、産後3ヵ月間ほとんど一睡もしないでミィを育てた。乳児院に預けようかと思ったけど、かわいそうで預けられなかった」

「本当に辛くて、毎日死にたかった。産後1ヵ月半がたった頃、赤ん坊の泣き声の幻聴が聞こえた。母（私にとっての祖母）は仕事で頼れず、旦那は子どもの世話をしようともしないで、見ているだけだった。一人でやるしかなかった」

「辛い時期を乗り越えないと、『母親』にはなれない。母親はみんな眠れないものなんだ。私だって辛かった」

こうした話を産後に繰り返し母から聞かされているうちに、私の気持ちはますます沈み、「母はこんなに苦労して育ててくれたのに、自分は何もできていない」と、自分を責め続けました。

それでも、もはや一人で育児をすることはできませんでした。そのため一時的に実家に里帰りして育児を行うことになりました。

夫も「環境を変えればミィの状態が改善に向かうかもしれない」と期待して、実家に帰ることに賛成し、土日に夫が実家まで通うことになりました。

「里帰り」というと、親に甘えてゆっくりできるイメージですが、いざ実家に帰って

里帰りツライ

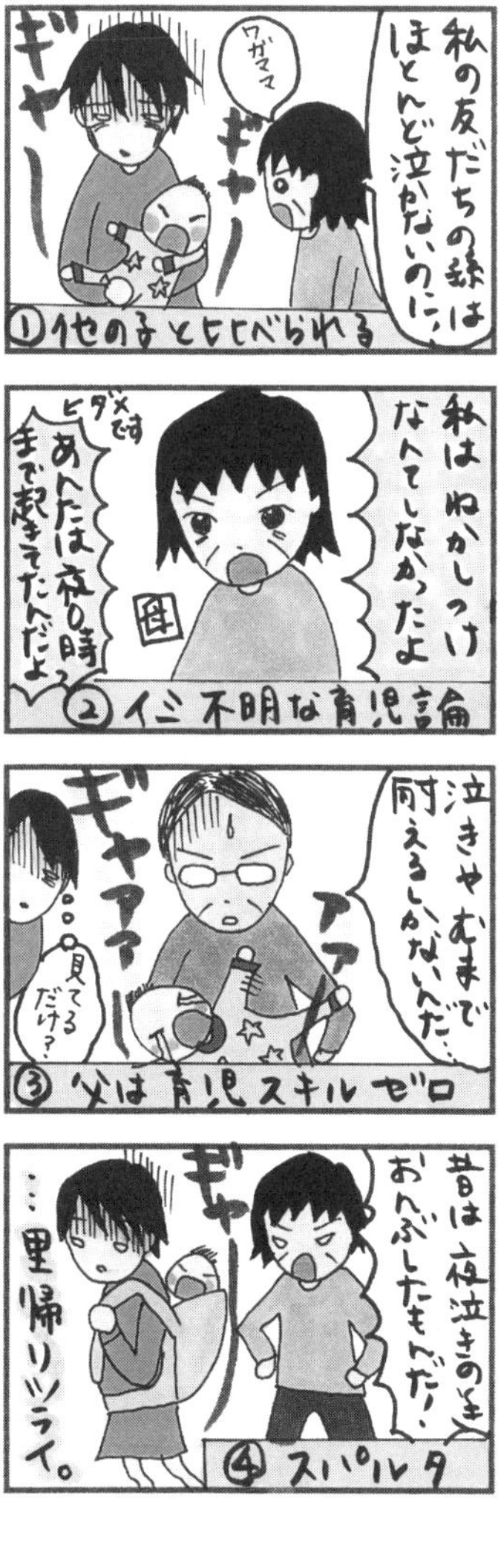

産後75日里帰り

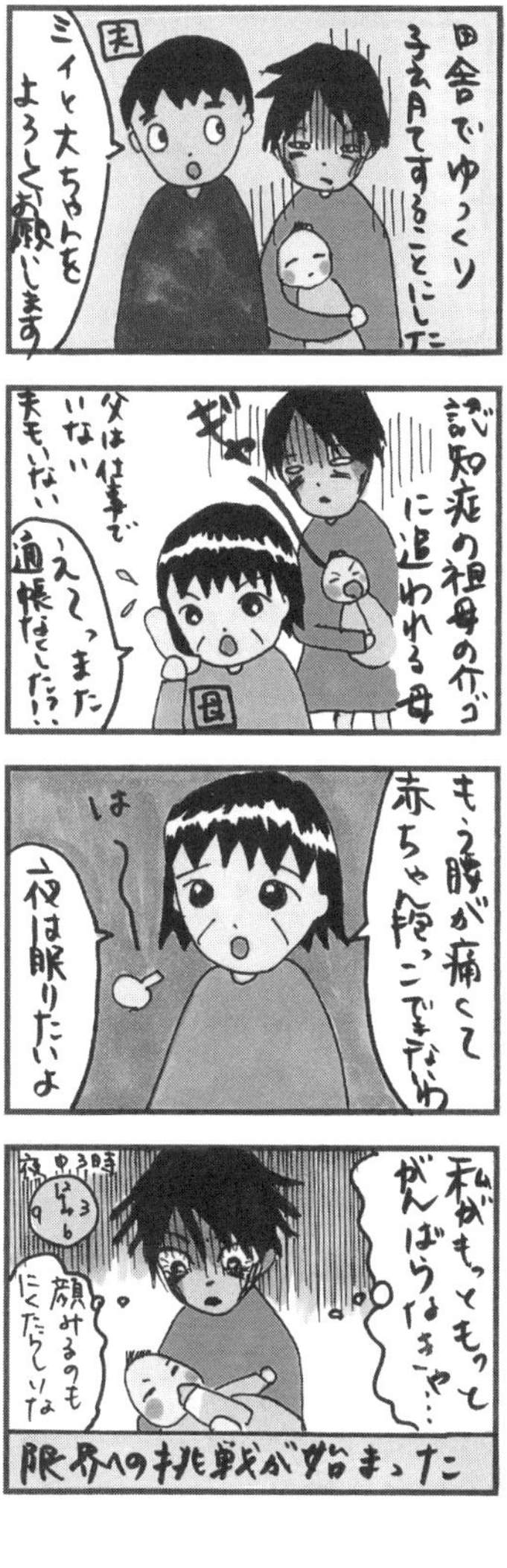

みると、思った以上にゆっくりできる環境ではありませんでした。父は日中、仕事で家にいませんし、母は、認知症の祖母二人の介護を抱えているだけでなく、腰の病気を患っているので、赤ちゃんを抱っこすることもできない状態でした。

「家族に申し訳ない」という気持ちがふくらむ

実家の両親には、できる限りのことはしてもらっていたと思います。毎日の食事作り、掃除、洗濯などの家事全般。日中は大ちゃんの遊び相手やミルクの調乳、寝かしつけの手伝いもしてくれました。また夫も平日は仕事で忙しいのに、土日になると車で2時間かけて実家に来て、夜のミルクを手伝ってくれました。

ここまで家族にサポートしてもらっているのに、これ以上一体何を望めるというのでしょう。家族に手伝ってもらえばもらうほど、「私がまともに育児をできないのが悪い。家族に迷惑をかけて申し訳ない」と自分を責めるようになりました。家族が私のことを助けようとしてくれていたのに、私の気持ちは罪悪感でいっぱいだったのです。

また私の症状が悪化する一方で、キーパーソンであった母までもが精神的に追い込まれていきました。産後1ヵ月からずっと自宅に通って私と大ちゃんのそばにいてサポートしてくれたため、疲労が蓄積していったのだと思います。

産後86日、自宅での保健師さんの訪問の後、里帰り先の市に私の情報が伝わり、わざわざ市の職員さんと保健師さんが訪問に来てくださったときのことです。

「娘さんは自律神経を整えるために、眠らせてあげましょう。夜の授乳を誰かに代わってもらうことはできませんか？　メンタルクリニックで軽い睡眠導入剤をもらって、夜寝かせてあげてください」

保健師さんの言葉を聞いた母は、その場で怒りだしました。

「私は介護もやっているんです。昼間に赤ん坊の面倒を見て、娘にお昼寝だってさせてあげているのに！　これ以上は無理です！」

母は私が赤ちゃんだった頃につけていた育児ノート10冊を床にたたきつけて、怒りだしたのです。保健師さんは唖然《あぜん》。私は放心。

保健師さんとしては、私の様子を見て、「この人はうつだ」とピンと来ていたのだと思います。だからこそ、メンタルクリニックを受診させるよう導くために、やんわりと話されたのだと。しかし母が猛烈に怒っているため、保健師さんは1時間ほどで帰っていきました。

私はそのときすでに深刻なうつ状態でした。夜も眠れないし、精神的にも肉体的にも限界ギリギリ。それでも、母にこう言われて、「家族に預けて夜眠ることなんて許されない」と思いました。母にこれ以上甘えることはできないし、そもそも私がちゃんと育児ができないのが悪いのですから。

このように、産後85日頃の私は、限界寸前でした。死にたい気持ちは産後すぐからずっとくすぶっていましたが、この頃から、「もう逃げられない。死ぬしか方法はない」と思う気持ちが、加速度的に強まっていったように思います。「死」が具体性を帯びて迫ってきました。

母 壊れる

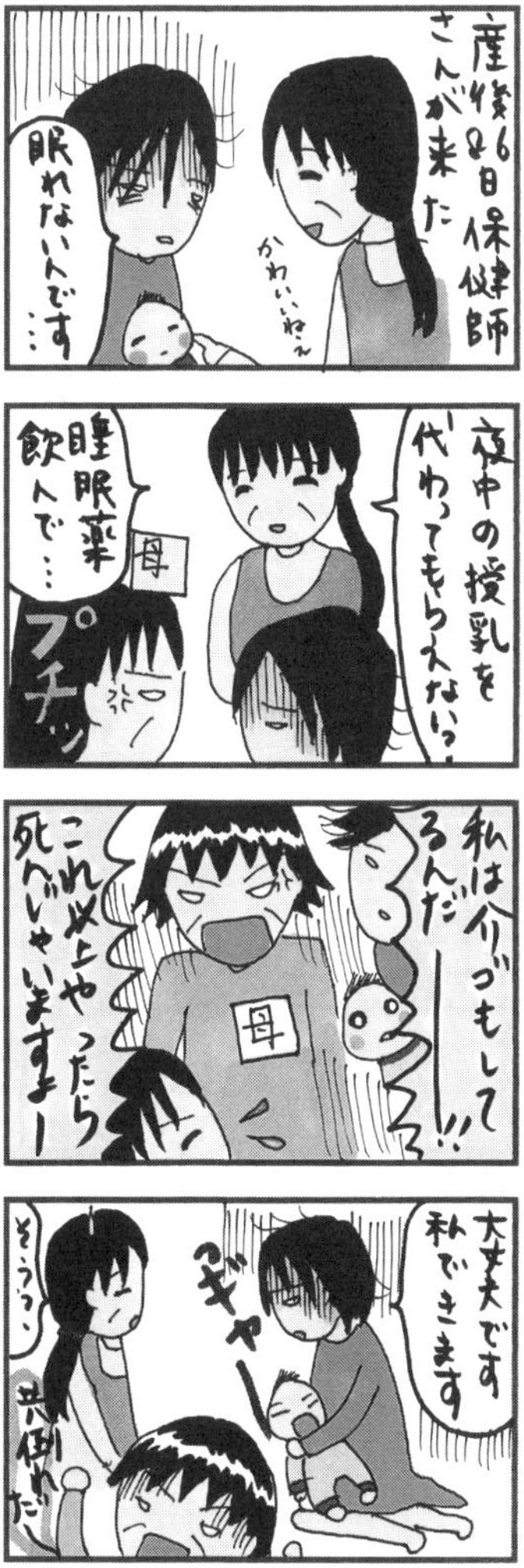

産後6日 保健師さんが来た
かわいいねぇ
眠れないんです…
夜中の授乳を代わってもらえないっ
睡眠薬飲んで…
母
プチッ
私はガマンもしてるんだーー!!
これ以上やったら死んじゃいますよー
母
大丈夫です私できます
ギャー
そうっ、
共倒れだ…

うつの偏見

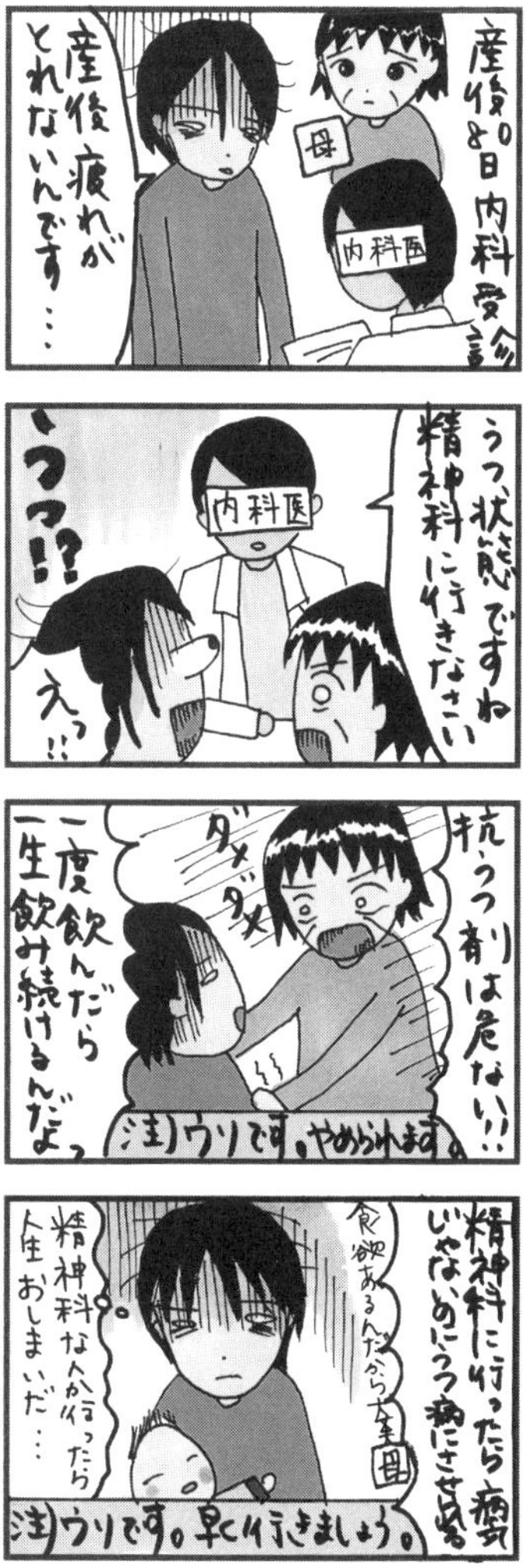

産後8日 内科受診
母
内科医
産後疲れがとれないんです…
うつ状態ですね 精神科に行きなさい
内科医
うつ!?
え…!!
抗うつ剤は危ない!!
ダメダメ
一度飲んだら一生飲み続けるんだよっ
注）ウソです。やめられます。
精神科に行ったら病気じゃないのにうつ病にさせられる
食欲あるんだから大丈夫
母
精神科なんか行ったら人生おしまいだ…
注）ウソです。早く行きましょう。

「母乳育児神話」から逃れられない

育児がもっともしんどかったのも、この頃でした。お腹がすいているのかと思って、ミルクを飲ませても途中で泣きだす。おっぱいを吸わせようとしても乳首を吸わずに暴れる。大ちゃんの絶叫泣きは、健康な人でも聞くに堪えない大声で、私は一刻も早く息子を泣きやませたくて、出ない乳首を押さえつけて吸わせたりもしていました。大ちゃんは怒って反発。「こんなもん吸えるか！」とさらに大絶叫を始める始末でした。

毎日が、阿鼻叫喚の授乳でした。母乳はほとんど出ないのに何とかして吸わせようとしたのは、母親として「この子を泣きやませたい」という使命感があったからだと思います。産後うつのお母さんは、母乳にこだわるあまりに、うつ状態を悪化させることもあると聞きます。

私自身も、母乳には妙なこだわりがあったがために、「薬を飲むくらいならメンタルクリニックの受診はやめよう」と思っていました。いまなら「母乳なんてどうでもいい」と思えるのですが、当時は母乳をやめたら母としておしまいのような気がして、どうしても母乳をやめる決断ができなかったのです。

ついには、私の母（つまりおばあちゃん）が自らの乳を出し、大ちゃんに吸わせるという珍事件まで起こりました。いや、大ちゃんも間違えて（？）吸ったのですけど。まるでコントのような展開ですが、その当時はみんな真剣そのもの。母も死に物狂いで育児を手伝おうとしてくれていたのだと思います。

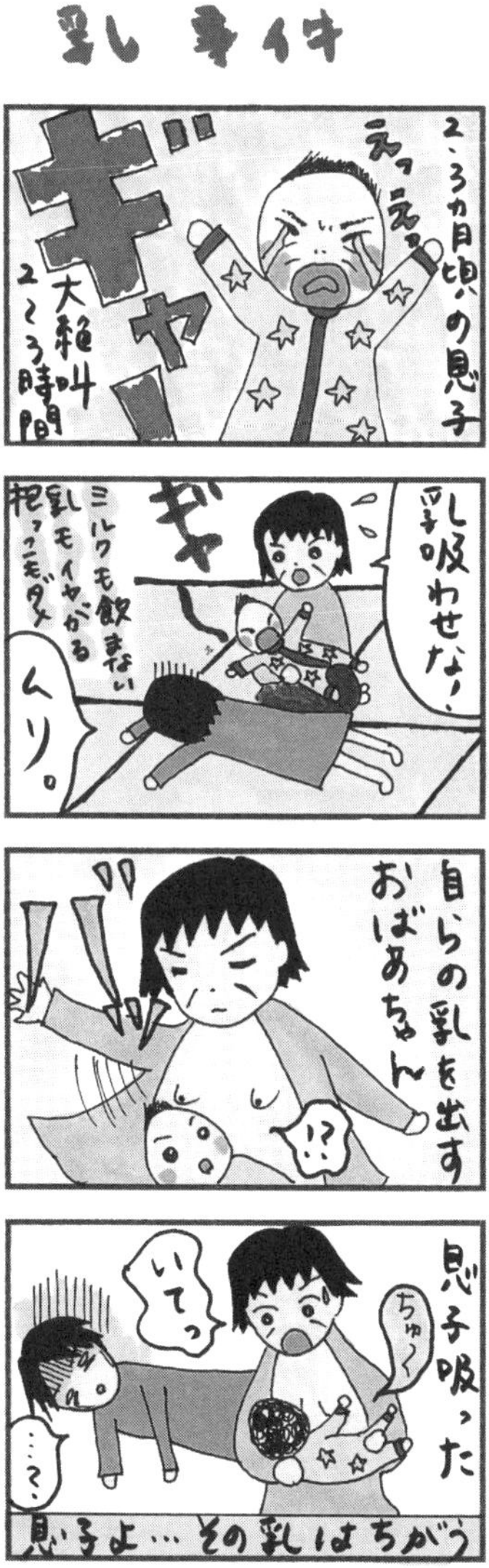
乳事件
2、3カ月頃の息子
えっえっ
ギャー
大絶叫2〜3時間
乳吸わせな！
ギャ
ミルクも飲まない
乳モイヤがる
抱っこモダメ
ムリ。
自らの乳を出すおばあちゃん
!?
息子吸った
ちゅ〜
いてっ
…？
息子よ…その乳はちがう

「死にたい」から「死ぬしかない」へ

授乳がうまくいかないこと、夜眠れないことなどが重なり、うつ症状はますます深刻化していきました。しかし当時は自分が何に苦しんでいるのか、その正体が分からずにいました。なぜこんなに育児が辛いと感じるのか？　なぜ人並みに育児ができないのか？

この頃、大ちゃんは、2〜3時間はまとめて寝るようになっていました。以前に比べれば、だいぶ楽になっていたのです。それでも私は眠ることができませんでした。眠れない夜は、スマートフォンで「自殺の方法」を検索するか、ただひたすら家の中を歩き回っていました。寝室を出て、隣の部屋へ。また寝室に戻り、布団の中に入りますが、体の奥底からじわじわと体中に虫が這い回っているような焦燥感が込み上げてきます。そわそわして、じっとしていられずに何時間も歩き回って過ごしました。

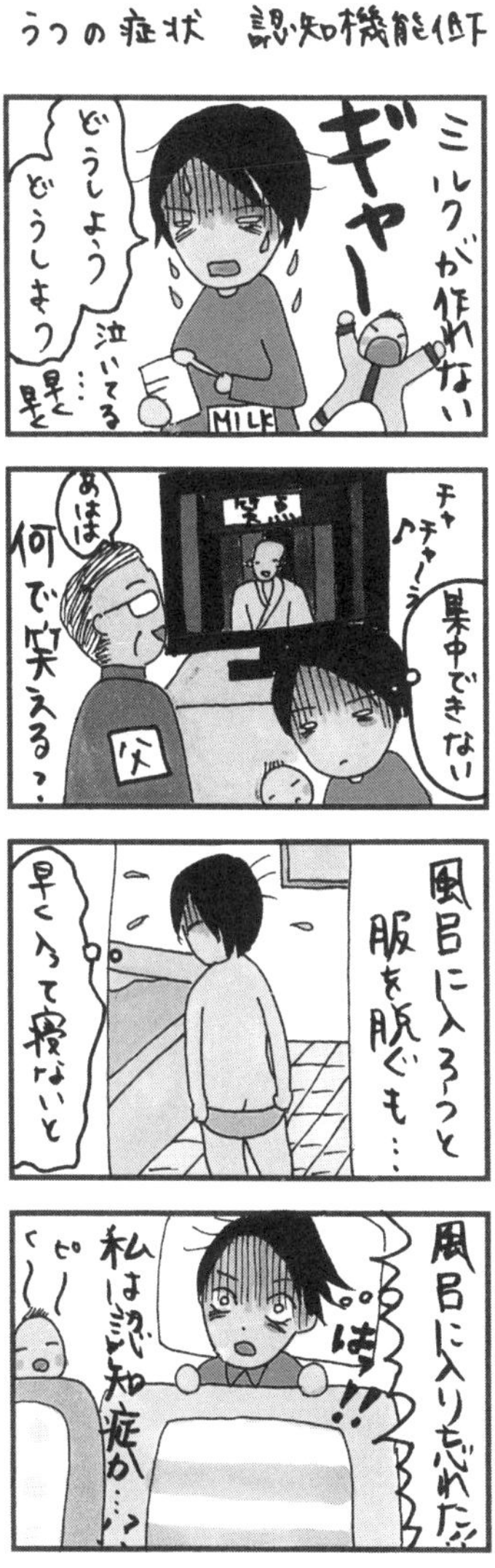
うつの症状　認知機能低下
ミルクが作れない
ギャー
泣いてる…
早く 早く
どうしよう どうしよう
MILK
チャチャーン♪
笑点
あはは
何で笑えるの？
集中できない
父
風呂に入ろうと服を脱ぐも…
早く入って寝ないと
風呂に入り忘れた!?
ぱっ!!
私は認知症か…!?
ピーくしくし

音楽を聴こうとしても、うるさくてイライラして苦痛でたまりません。テレビやマンガを見ようとしても、集中して見ていられません。内容がまったく頭に入ってこないので、何を見てもまったく意味が分かりませんでした。

何かしていないと落ち着かないので、家事に没頭しようと思うのですが、簡単な家事ですら段取りが分かりません。洗濯物を干してたたむことがものすごく難しいと感じたり、商品を選ぶことができないので、買い物にも行けませんでした。

お風呂に入ろうと洋服を脱いだものの何をどうしたらいいのかが分からず、再び服を着て布団に入ったこともありました。

楽しいこともない。ダラッと休むこともできない。自分がなぜこんなふうになっているのか、分からない。生きているだけで苦痛でした。孤独でした。私の顔からは表情がなくなり、どんなに苦しくても涙は一滴も出ません。まるで能面のような顔。笑っていても、目は無表情でした。

そして何とも表現しがたい「だるさ」を感じていました。まったく疲れが取れない。頭の芯からボーッとするような感じ。通常の疲れとはまったく質の違う、異様な倦怠感があったように思います。頭が正常に機能せず、まるで脳みそが溶けているかのような感覚でした。

さらに頭がびりびりとしびれて、異常な重さを感じるようになりました。うつは「心の病気」と表現されますが、私にとっては「体の病気」でもあったのです。

大ちゃんに対する恐怖心も日ごとに増していくばかり。特に産後2ヵ月頃は、「子どもがかわいい」という気持ちは微塵もなく、夜中に泣きわめく我が子の顔を見て、憎らしくて仕方ありませんでした。

うつの症状 我が子がこわい

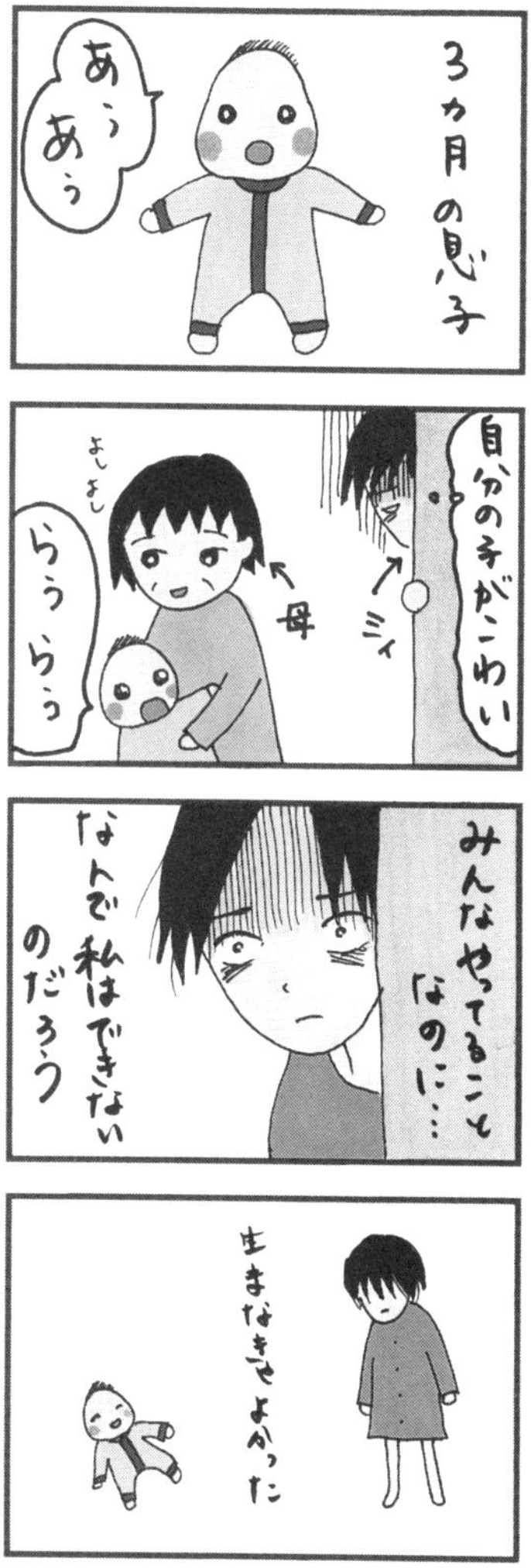
3カ月の息子
あうあう
自分の子がこわい
よしよし
らうらう
母
ミィ
みんなやってることなのに…
なんで私はできないのだろう
生まなきゃよかった

うつの症状 緊張型頭痛

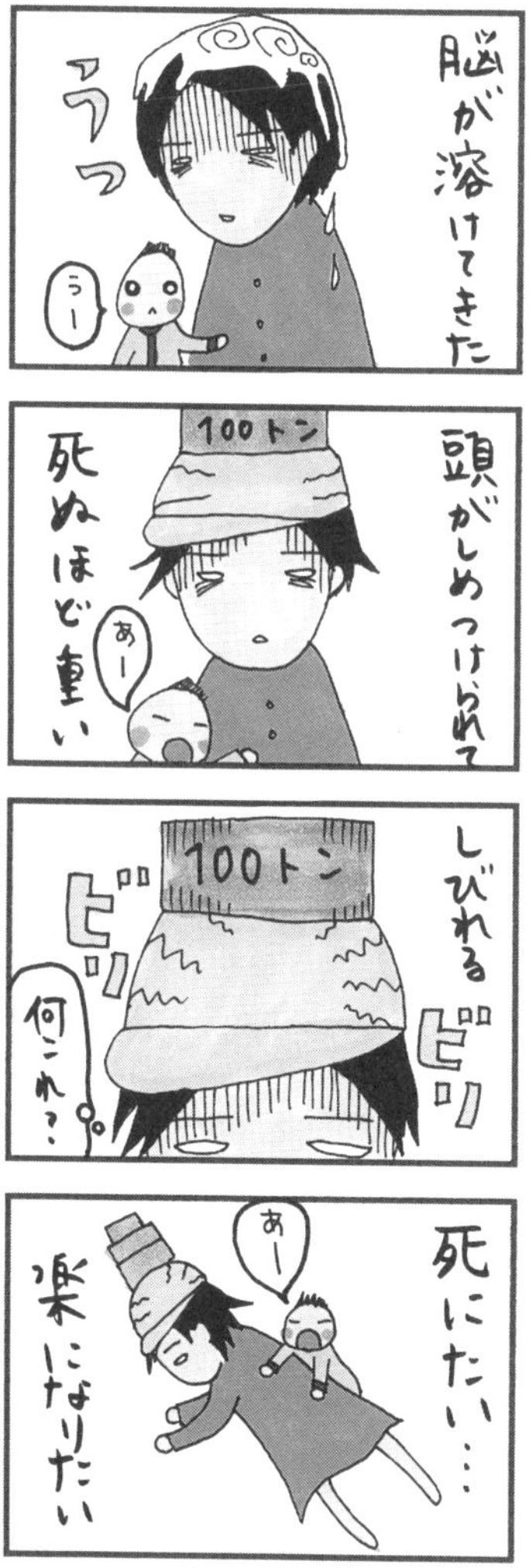
脳が溶けてきた
ううっ
うー
頭がしめつけられて
死ぬほど重い
100トン
あー
しびれる
ビリビリ
100トン
ビリビリ
何これ？
死にたい…
楽になりたい
あー

「この子がいなくなれば楽になれるかもしれない。それならいっそ死んでしまおう」と一日中考えていました。泣き声は耳をつんざくような恐ろしい叫びに聞こえ、「アーアー、ウーウー」という言葉にならない声も、頭が割れるようにうるさく感じました。毎日ミルクやおむつ替え、沐浴など最低限のことを死ぬ気でこなし、母がいるときには、できる限り我が子に近寄らないようにしていました。

自殺の予行演習

母親である私が、我が子にこれほどの恐怖を感じているとは、恥ずかしくて誰にも言えませんでした。

「育児は母親ならみんなやっていることなのに、どうして私はできないんだろう?」

ほかのお母さんたちが当たり前のように育児をしているのが不思議でたまりませんでした。

「自分は異常な母親だから、育児ができないんだ」と、すべて自分の人格のせいだと思い、「育てられないのなら、産まなければよかった」と来る日も来る日も、出産したことを後悔し、自分を責め続けました。どんなに考えても、子どもを産んでしまった事実は消えることなく、最後にはこう思うのです。「もう八方ふさがりだ。母親は私しかいないのだから、この辛さから逃げるには死ぬしかない」

うつの症状　不安・焦燥・不眠

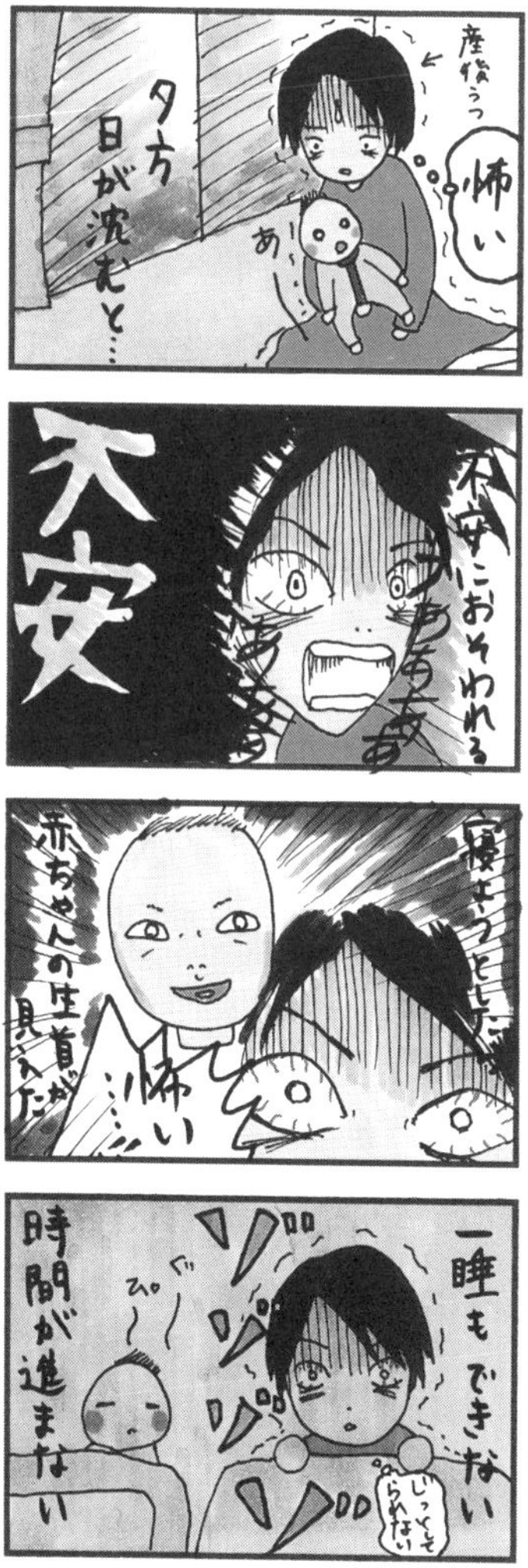
産後うつ
怖い
夕方
日が沈むと…
あ
不安
不安におそわれる
寝ようとしたら
赤ちゃんの生首が見えた
怖い
一睡もできない
じっとしてられない
ぴー
ぐー
時間が進まない

夜は夜で、寝ている大ちゃんとは別の部屋で、首つりの予行演習をしていました。しゃがみ込んで深呼吸を10回ほど行い、突然立ち上がって起立性眩暈《きりつせいめまい》を起こしたり、ベルトで首を絞めて、首つりで意識が飛ぶ感覚を体験してみたこともあります。激しく頭がしびれて「死ねるかもしれない」と思いました。

さすがの私も「自分の精神はおかしくなっている」と自覚するようになりましたが、時すでに遅し。自力で病院に行くこともできず、認知機能が低下してうまく言葉にならないので、事の深刻さを誰にも伝えることができなくなっていました。

「死にたい。どう考えても死ぬしかない。どうやったら死ねるのか？」

「私は死ななければならないんだ。○月○日までに絶対に死のう」と、まるで死ぬことが自分の義務であるかのように思うようになり、死ぬ日にちまで具体的に決めて、実行に移すべく自殺方法を調べ始めました。

昼間は、大ちゃんを抱っこしながら、部屋の中を歩き回り、どうやって首つりしようか……と思いをめぐらせていました。

ベビーカーを押して外に散歩に出かけたときに「このカーポートなら縄をかけても

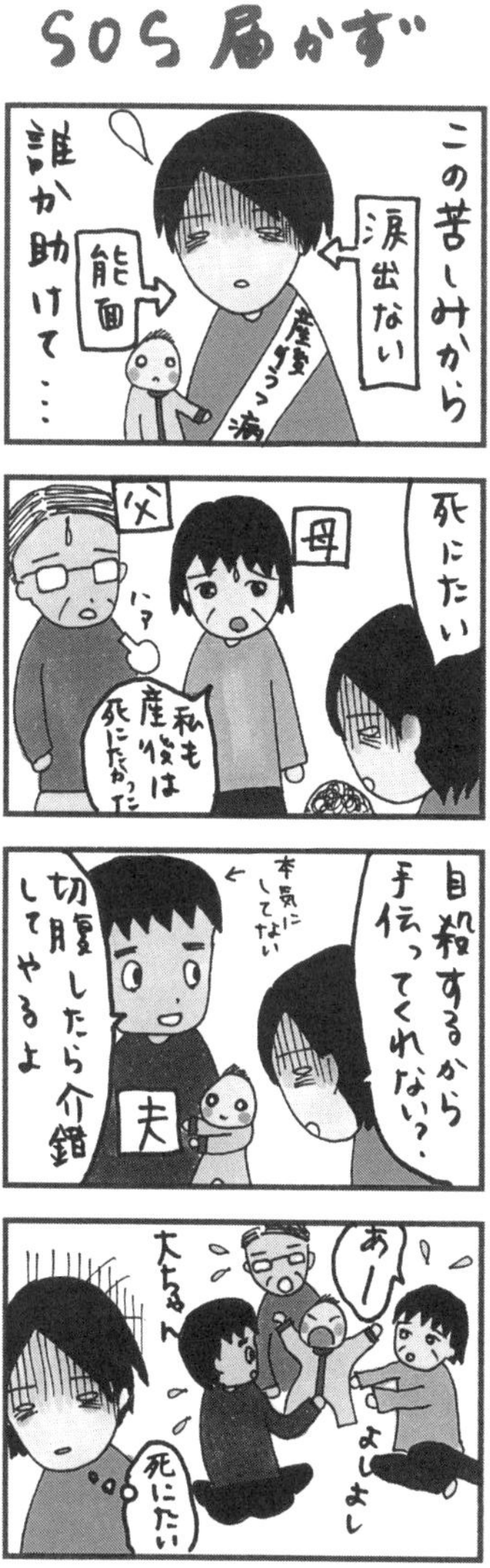
SOS届かず
この苦しみから
涙出ない
産後うつ病
能面
誰か助けて…
死にたい
母
父
ハア
私も産後は死にたかった
自殺するから手伝ってくれない?
本気にしてない
夫
切腹したら介錯してやるよ
あー
大ちゃん
よしよし
死にたい

足がつかないし、発見されにくいから首つりに向いている」などと考えることもありました。

周りから見たら、赤ちゃんを連れて幸せそうに歩いているお母さんが「一刻も早く死ななければ」と、せき立てられるような気持ちでいたなんて、想像もできないと思います。でもその頃の私は、「死なねばならない」という使命感にとらわれ、どんなものを見ても自殺に結びつけてしまっていたのです。

NG① 予習復習がカンペキ

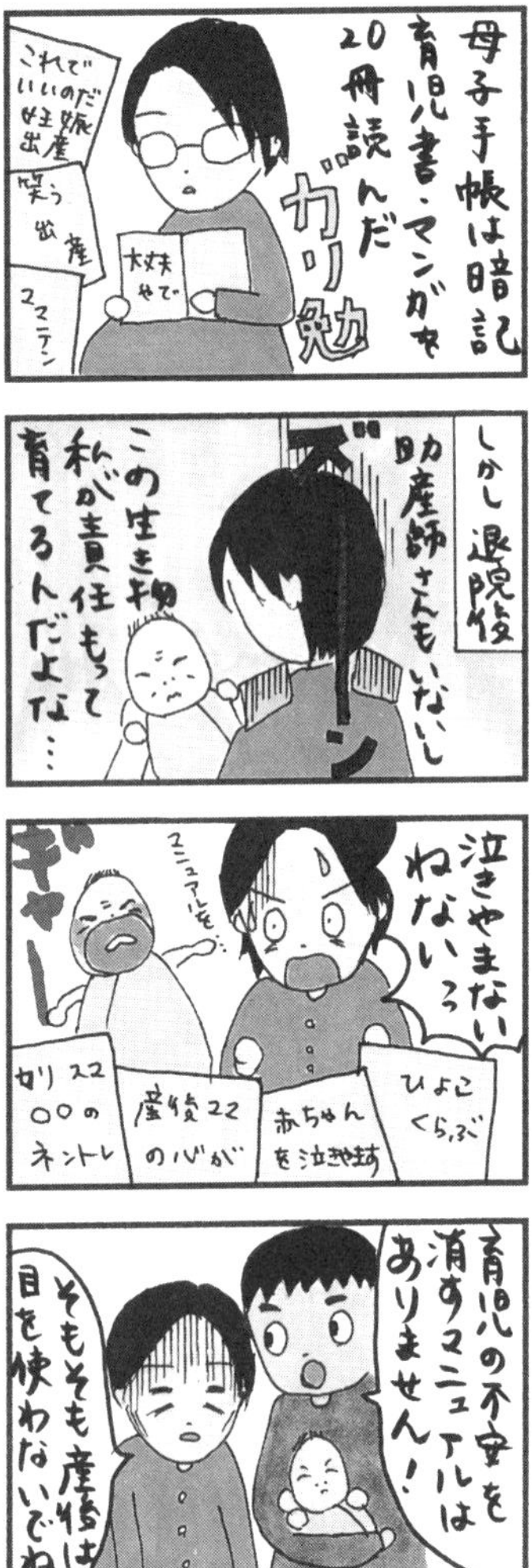

母子手帳は暗記
育児書・マンガを20冊読んだ
ガリ勉
これでいいのだ妊娠出産
笑う出産
大丈夫やで
しかし退院後助産師さんもいないし
この生き物私が責任もって育ててるんだよな…
ギャー
マニュアルを…
泣きやまないねないっ
カリスマ○○のネントレ
赤ちゃんを泣きやます
ひよこくらぶ
育児の不安を消すマニュアルはありません！
そもそも産後は目を使わないでね

NG② マジメにノートを作る

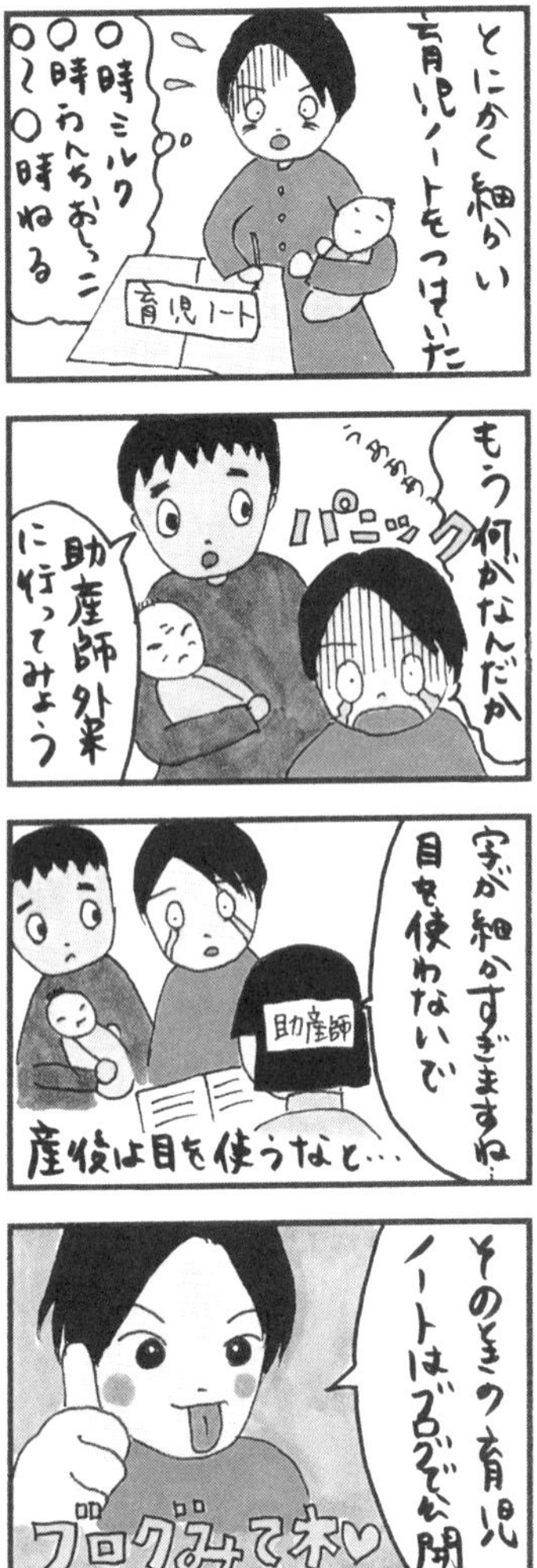

とにかく細かい育児ノートをつけていた
○時ミルク
○時うんちおしっこ
○〜○時ねる
育児ノート
もう何がなんだか
パニック
助産師外来に行ってみよう
字が細かすぎますね… 目を使わないで
助産師
産後は目を使うなと…
そのときの育児ノートはブログで公開
ブログみてネ♡

NG③ グーグル先生にきく

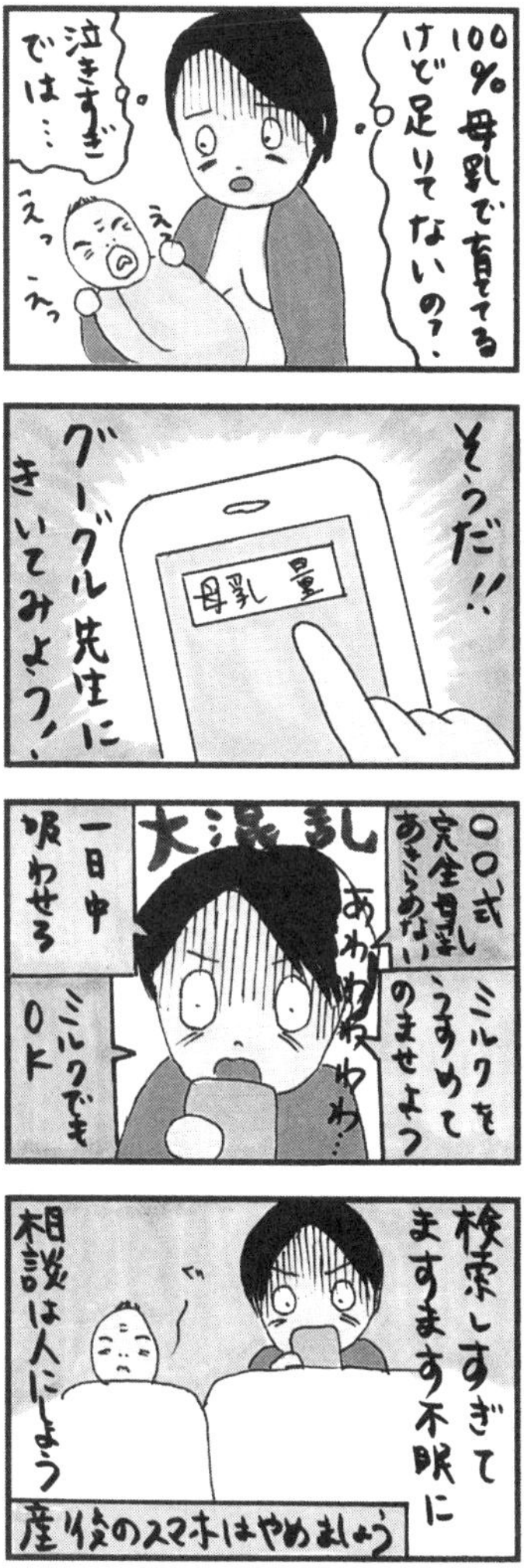
100%母乳で育ててるけど足りてないの?・・
泣きすぎでは・・・
えっ えっ
えっ
そうだ!!
グーグル先生にきいてみよう!
母乳 量
大混乱
○○式完全母乳 あきらめない
ミルクをうすめてのませよう
一日中吸わせろ
ミルクでもOK
あわわわわわ…
検索しすぎてますます不眠に
相談は人にしよう
産後のスマホはやめましょう

NG④ 自力で問題をとく

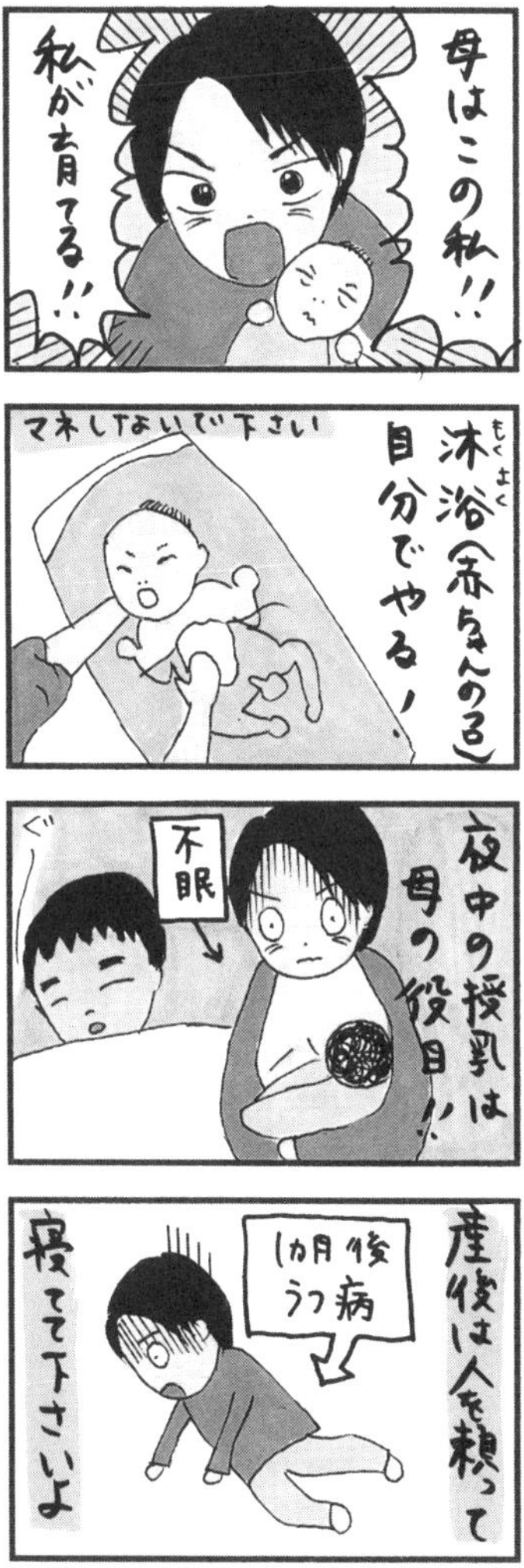
母はこの私!!
私が育てる!!
沐浴《もくよく》(赤ちゃんのふろ)自分でやる!
マネしないで下さい
夜中の授乳は母の役目!!
不眠
ぐー
産後は人を頼って
寝てて下さいよ
1カ月後 うつ病

専門医がずばり解説！
どうなっているの？ どうして辛い？
知っておきたい産後の心③

「母性神話」にとらわれないで！

「母親なんだから育児ができて当たり前」「たとえ自分を犠牲にしても母は子どもを優先するべき」という考え方は「母性神話」と呼ばれます。パートナーである父親や実親、義親などの家族が「当然のこと」として思い込んでいることが多く、いざ子どもが生まれてみると、多くの女性がその重圧に打ちのめされます。それが産後うつを悪化させる要因のひとつです。

産後うつは「母親としての覚悟が足りない」からなるのでも「赤ちゃんへの愛情が足りない」からなるのでもなく、女性ホルモンの大きな変化によって起こるのだという事実を、パートナーである父親や赤ちゃんのお世話をお願いする可能性がある家族すべてに理解してもらいましょう。どうしても家族の理解が得られないときは、家族だけに頼ろうとせず、助産師さんや産褥シッター、自治体の産後ケアセンターなど、産後のお母さんをサポートするさまざまなサービスを利用するようにしましょう。

第4章

限界まで追い込まれ、自殺未遂に

精神科の緊急受診で「産後うつ」の診断

里帰りをして1ヵ月ほど経った、ある日のことです。前の晩もやはり一睡もできず、夜通しずっと、家の中をウロウロしていました。朝になって両親が起き出した頃、私は大ちゃんを抱っこしたまま歩き回り、「死にたい！　じっとしていられない！」と大騒ぎを始めました。

両親はあっけに取られるばかり。両親からしてみれば、「昨日まで普通だったのに突然娘がおかしくなった」と感じたのでしょう。しかし私としては、ギリギリまで耐え抜いて、限界を超えてしまったのです。

両親は私を落ち着かせようと、「大ちゃんを抱っこしてあげるから！」と言ってきましたが、私はかたくなに渡さず、大ちゃんを抱っこしながら歩き回り続けました。

「死にたい！　お願いだから殺して！」と何度も願いました。

その日たまたま休暇で家にいた父は、いくつかの精神科病院やメンタルクリニック

ついに 錯乱

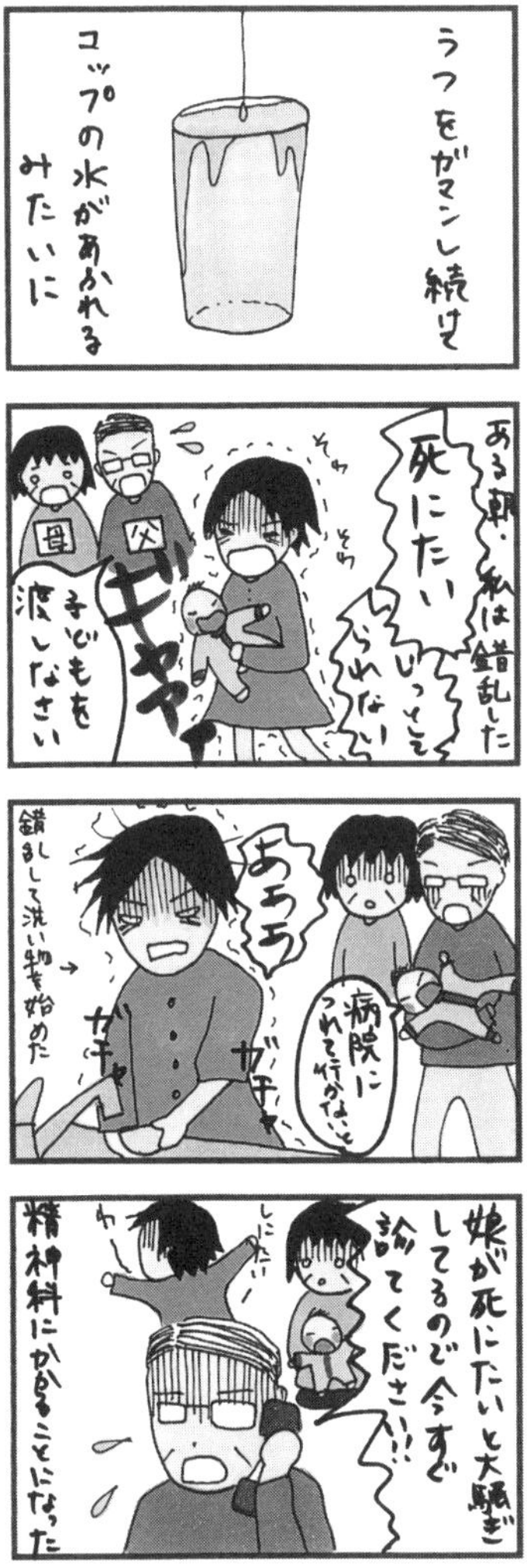
うつをガマンし続けて
コップの水があふれるみたいに
ある朝、私は錯乱した
死にたい
いっそ
ギャヤー
子どもを渡しなさい
あああ
病院につれて行かないと
ガチャ
ガチャ
錯乱して洗い物を始めた
娘が死にたいと大騒ぎしてるので今すぐ診てください!!
しにたい
精神科にかかることになった

に電話をかけて、その日に診察してくれるメンタルクリニックを見つけてくれました。そして見つけたBメンタルクリニックに「娘が朝から死にたいと大騒ぎしているので、どうしても今日中に診察してください!」と頼み込み、私は母に連れられてしぶしぶメンタルクリニックへ向かったのです。

Bメンタルクリニックに着くと、診察前に症状や学歴や職業、うつ病のチェックシートに記入しました。

チェックシートは質問に「はい」または「いいえ」で答えるものでした。

(1)　一日のうち、長時間、気分が沈んでいる
(2)　前に楽しかったことが、何も楽しめない
(3)　寝付けない、夜中や早朝に目が覚める
(4)　つらい、悲しい、イライラする
(5)　疲れが取れない
(6)　自分は価値がないと思う
(7)　これまでと同じように仕事ができない
(8)　この世から消えてしまいたい

当然ながら、私の答えはすべて「はい」でした。しかし母は、「こんなこと書いたら重症のうつ病みたいじゃない。『いいえ』に変えたら？」と言うのです。私は「お母さん、すべて当てはまるんだよ」と答えました。

いくら本人が辛くても、周りから見ればしっかりやっているように見えたのでしょう。また、母自身が娘をうつ病だと認めたくない気持ちが強かったのかもしれません。担当の先生は優しそうな男性の先生でした。そして「産後うつで間違いないと思い

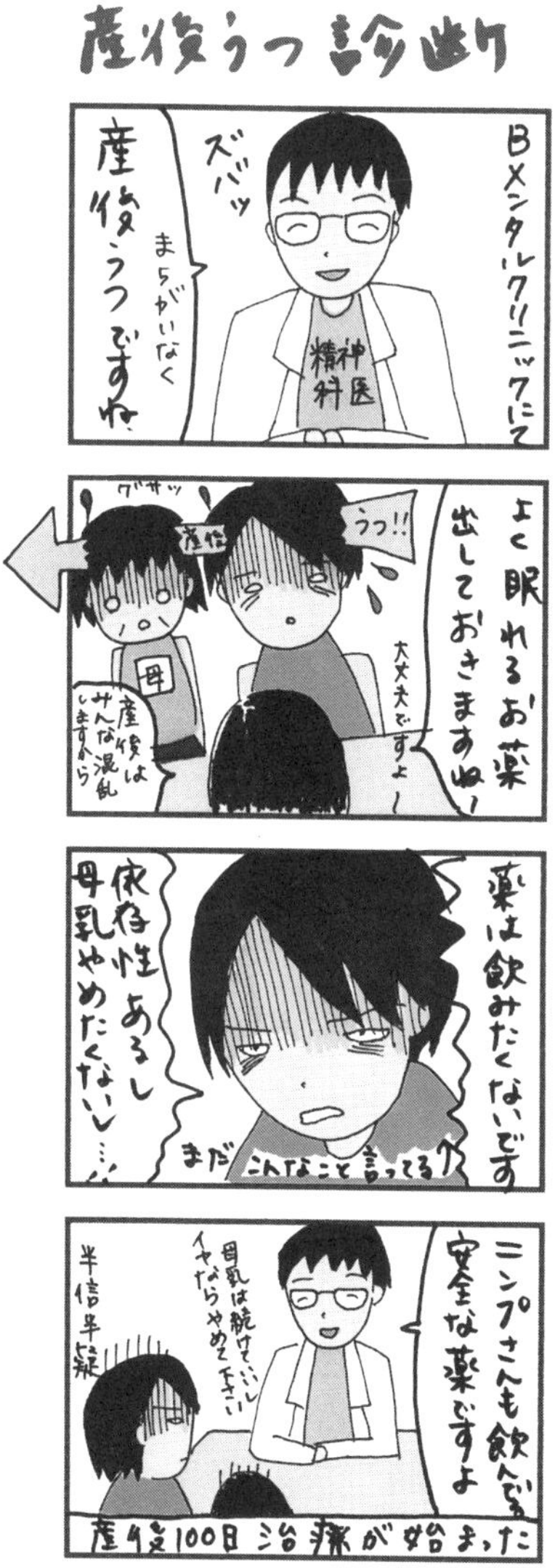
産後うつ診断
Bメンタルクリニックにて
ズバッ
精神科医
まちがいなく
産後うつですね
グサッ
よく眠れるお薬出しておきますね〜
大丈夫ですよ〜
うっ!!
産後
母
産後はみんな混乱しますから
薬は飲みたくないです
依存性あるし母乳やめたくないし…
まだこんなこと言ってる
ニンプさんも飲んでる安全な薬ですよ
母乳は続けていいしイヤならやめて下さい
半信半疑
産後100日 治療が始まった

ます。産後はホルモンバランスも変わるし、普通でいられるほうが珍しいです。みんな多かれ少なかれ混乱するものですよ」と言われ、やっぱりそうだったのか……と思う反面、本当にそうなの？　と疑う気持ちもありました。

　また抗うつ剤を飲むのが嫌で激しく抵抗する私に先生は、

「妊婦さんやお年寄りも睡眠薬の代わりに飲んでいる安全なお薬ですし、依存性もありません。母乳も続けて大丈夫ですよ」と説明してくれました。

「もし飲みたくなければやめて構いません」と言い、１週間後に再び受診することになりました。このときに処方された薬は、リフレックス錠（抗うつ剤）とデパス錠（抗不安薬）でした。ここで私はやっと精神科にたどり着くことができたのです。

限界。自殺の方法を考える

家に帰ってからも、私はまだ「本当に自分は産後うつなのか？」と半信半疑でした。また抗うつ剤や抗不安薬を飲むことにも、強い抵抗感がありました。

抗うつ剤のおかげで不眠が改善されましたが、大ちゃんはまだまだ睡眠のリズムが整わず、夜中に何度も目を覚ましてミルクを欲しがります。しかし母は私のサポートをして疲れきっているだけでなく、腰が悪くて重いものが持てないので、夜の面倒までお願いするなんてとてもできません。

病気を治すためには、夜のミルクなんて一時的に誰かに代わってもらえばいいだけのことなのに、うつ状態に陥っているときはそのような発想の転換ができず、選択肢はふたつしか思い浮かびませんでした。

①このまま頑張る

②無理だから、降りる（死ぬ）

視野が狭くなり、極端から極端へ一気に死に飛んでいくのがうつ状態の人の思考です。私の自殺への思いは、「どうやって自殺しよう」から「いざ実行に移そう」という段階へと進んでいました。しばらくそんな状態が続き、「このまま頑張るのは無理だ。もうこれ以上苦しみに耐えられない」と思いました。生きることに未練はなく、死んでも後悔はありませんでした。

普通の精神状態ならば「自分が死んだら子どもが悲しむだろう」と思いとどまるはずです。でもうつの真っただ中にいると「私なんかが母親じゃないほうがいい。別の人に育ててもらったほうがいい。自分のような母親は死ぬべきだ」と考えてしまう。これは、理屈ではありません。

まず考えた自殺の方法は、首つりでした。コタツの電気コードで首をつるための紐の結び方を練習したのですが、まったく結べません。うつで脳の機能が低下し、まともに紐も結べなくなっていました。

次にベルトとスカーフをドアノブに結びつけ、ドアノブ自殺を図ろうとも思いました。しかし、ドアノブが落ちて寝ている息子を起こしてしまい、死ぬことはできませんでした。次に考えた方法は飛び降りですが、何せ田舎の一軒家です。2階から飛び降りてもねんざ程度で終わるに違いありません。近くに高い建物はなく、飛び降りは難しく感じました。「確実に死ねる方法はないものか」と頭を抱えました。

自殺したい

自殺を試みた日。その日は、日曜日で夫が実家に来ていました。私は死ぬことに失敗したまま、生き延びてしまっていました。しかし心の中は死ぬことでいっぱいです。「3ヵ月間ありがとう」と遺書を残し、大ちゃんがお昼寝している時間を見計らって、そっと家を抜け出しました。

自殺したい①

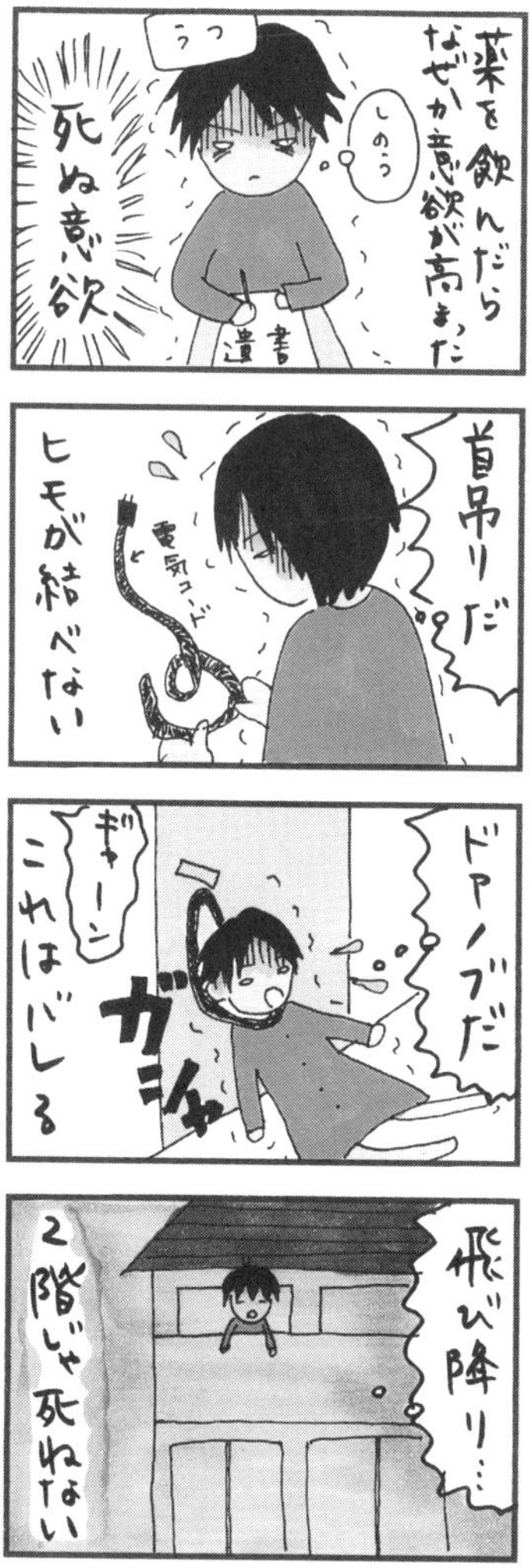
薬を飲んだら
なぜか意欲が高まった
うつ
しのう
死ぬ意欲
遺書
首吊りだ
電気コード
ヒモが結べない
ドアノブだ
ギャーーン
ガシャ
これはバレる
飛び降り…
2階じゃ死ねない

自殺したい②

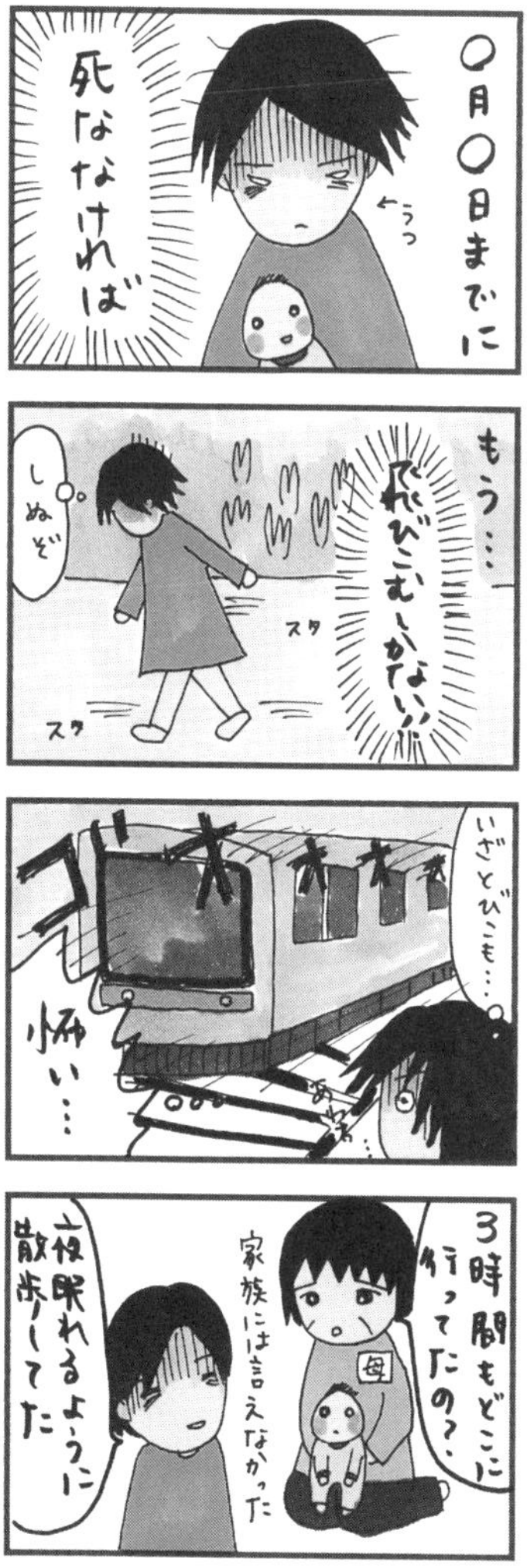
○月○日までに
死ななければ
うっ
もう…
飛びこむしかない!!
しぬぞ
スタ
スタ
いざとびこも…
怖い…
3時間もどこに行ってたの?
母
家族には言えなかった
夜眠れるように散歩してた

今でもよく覚えています。田んぼ道を一人歩きながら、駅に向かったこと。後ろから車が通り過ぎるたび、そのエンジン音に震え、まるで何かに襲われるような気がしました。私は駆り立てられるように駅に向かって歩きました。

「やっと死ねる……、やっと終わりにできる……」

私にとっては、もしかしたら死ねるかもしれないという淡い期待が、喜びですらありました。もちろん恐怖心はありましたが、いま生きている地獄よりは、死んで楽になったほうがずっといいと思ったのです。

踏切に着くと、ちょうど電車が来てしまいました。カンカンカンという踏切の音。私にとっては爆音に聞こえるので、少し躊躇《ちゅうちょ》している間に、轟音とともに電車が通り過ぎ、本能的に「怖い!」と思いました。人間、やはり死ぬのはとても怖いものです。

田舎では、一度電車を逃してしまえば次の電車が来るまでに1時間かかります。私は「また電車が来ないだろうか」と、しばらくその辺をふらふら歩きましたが、なかなか次の電車が現れません。体の中から湧き起こる焦燥感に耐えきれず、その日は自殺を断念しました。しかし帰りたくありませんでした。帰れば、大ちゃんがいる。育児がある。何の代わり映えもしない地獄が待っています。逃げられない牢獄に自ら戻りたくない。でも、他にどこも行き場所がない。

気づけば、2時間以上も外を歩いていました。途中で雨が降り出し、母が傘をさして迎えに来てくれました。母に心配をかけてしまう自分は、死んだほうがいい。私は「死のうとしている」とは言えず、「夜眠れないから、たくさん散歩した」と笑って言いわけをしたように記憶しています。家族の誰も、私が本気で死のうとしているとは思わなかったでしょう。

ついに入院へ

メンタルクリニックの2回目の診察の日。

「頭が重くて何も集中できずにソワソワしてしまいます。これからのことを考えると不安ばかりで、死にたくてたまりません。この間踏切に飛び込もうとしたんですけど、怖くてできませんでした」

嘘がつけない私は、自殺しようとしたことまですべてを打ち明けました。

先生は、バッサリこう言いました。

「もう入院したほうがいいですよ」

私はパニックに陥り、「入院⁉ 入院って……⁉」と慌てふためきました。母も驚いて、「娘は普通にできていますよ！」と反論しました。


先生は魂のこもった説得を試みてくださいました。

「お母さん、娘さんは一見普通にやれているように見えるかもしれませんが、すでにギリギリの状態です。入院したほうがいい。脳に霧がかかったようになって何も考えられなくなる、それがうつなんです。うつ病を甘く見ないでください！」

「うつ」、おまけに「入院」とはっきり宣告されて、母も私も頭は真っ白状態。いざ入院と言われると「そうじゃない！」という気持ちがむくむくと湧いてきて、「私はそんなに重いうつ病じゃない」と否認し、「女の先生なら分かってくれるはず！ 私は産後の疲れでおかしくなってるだけ！」と主張しました。

第4章

限界まで追い込まれ、自殺未遂に

そんな私は、先生に「ではあなたの希望通りに、10日後に女の先生の予約を取るから、絶対に自殺は思いとどまるように。うつは必ず良くなります」と言われ、前回より多い抗うつ剤や抗不安薬を処方されて、その日は帰りました。

「入院するほど状態がよくない」という事実をつきつけられても、私には入院したほうがいいのか、しないほうがいいのかの判断ができませんでした。

それまで普通に人生を送ってきた私が、突然「うつ病」と宣告された。それだけでもショックで受け入れがたいことなのに、精神科に入院とは……。

不安でどうしようもなく、夫に電話をかけました。「メンタルクリニックで入院したほうがいいと言われたんだけど、どうしたらいいんだろう」

夫はそのときにようやく、私の病気がどれほど深刻なものかを理解したようでした。

「一分一秒この瞬間も死にたい！　仕事をやめて一緒にいて」と言う私に、夫は静かに「わかった」と答えました。それまで死にたいと訴えても本気にしてくれなかった夫が、ここでやっと分かってくれたのだと、とても安心したのを覚えています。

混乱する私を見かねて、両親が「セカンドオピニオンをお願いしよう」と提案し、産後1ヵ月のときに受診したAメンタルクリニックに予約を取ってくれました。その際に病院側から「自殺の危険性が高いから目を離さないでください」と言われたそうです。それから診察までの間、私は自殺を図らないよう、家の中にいるときもベビーカーで散歩に行くときも、ずっと母に見張られていました。

Aメンタルクリニックには、母と夫と3人で行きました。

「普通に見えるかもしれませんが本当におかしいんです」と切り出す私に先生は、「普通に見えませんよ。産褥期《さんじょくき》のうつ病だね。入院すべきです」とバッサリ。産後1ヵ月で初めて受診したときは、「あなたのうつ状態はそれほど強くない。育児が苦手なだけよ」と言っていたのに……。そして、「うつ病専門のストレスケア病棟」のある病院を紹介されました。

正直に言えば、うつ病に対する否認や精神科への偏見も、心の底にありました。私の心は不安と猜疑心《さいぎしん》でいっぱいで、「入院したくない」とごねました。夫は私の気持ちを軽くしたいと思ったのか、こう言いました。

「海外旅行に行くつもりで入院してきなよ!」

この状況での海外旅行というたとえに、若干あっけに取られましたが、夫の持ち前

入院して下さい

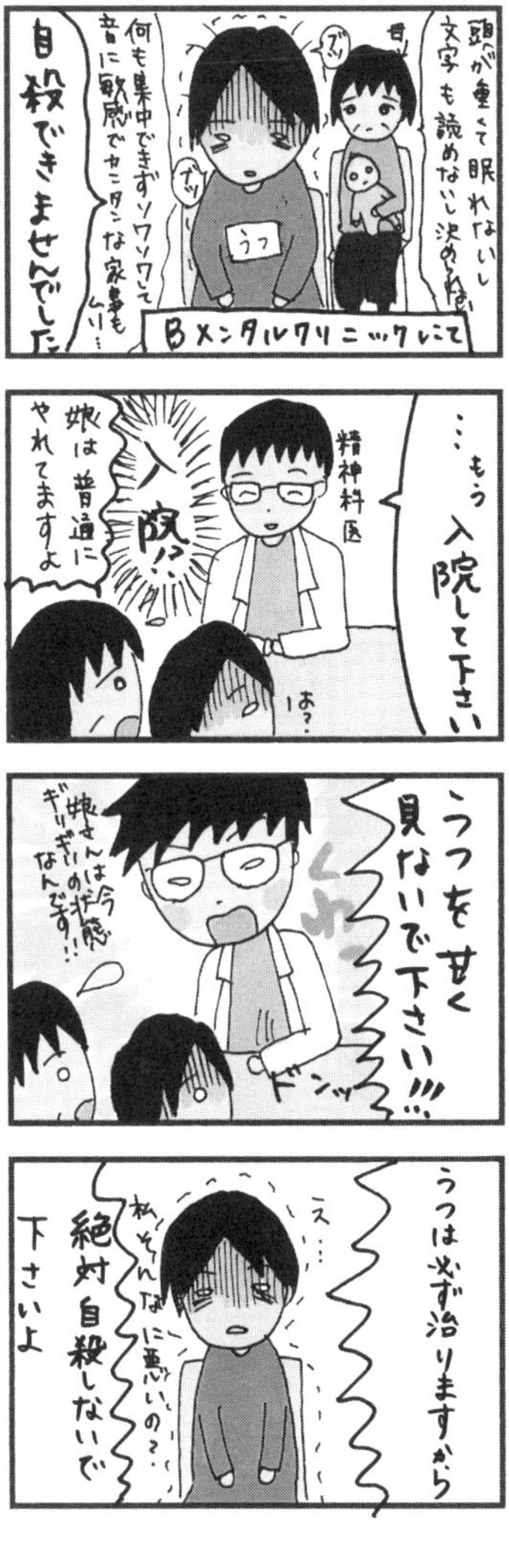

Bメンタルクリニックにて
頭が重くて眠れないし文字も読めないし決められない
母
ブツ
ブツ
うつ
何も集中できずソワソワして音に敏感でカンタンな家事もムリ…
自殺できませんでした
…もう入院して下さい
精神科医
入院!?
娘は普通にやれてますよ
はァ?
うつを甘く見ないで下さい!!!
娘さんは今ギリギリの状態なんです!!
ドンッ
うつは必ず治りますから
え…
私そんなに悪いの?
絶対自殺しないで下さいよ

のポジティブ思考には助けられました。私が紹介された病院は、明るくてきれいな開放病棟でした。ヨガや陶芸などのリハビリプログラムもあり、三食つき。個室。うつ病じゃなかったら旅行気分で行ける楽しいところと言えなくもないです。

そしてようやく私は、3ヵ月間の入院を決意しました。産後1ヵ月頃から、苦しくてたまらなくても涙の一滴も出なくなっていたのに、入院が決まったときは子どものようにボロボロと涙をこぼして泣きました。

専門医がずばり解説！

どうなっているの？ どうして辛い？

知っておきたい産後の心④

身近な人から「自殺したい」と言われたら？

　産後うつが悪化すると、自殺を考えることがあります。もし家族や身近な人から「自殺したい」と言われたときは、「いつからそう思うの？」「どんな方法で自殺をしようと思ったの？」など、まずは本人の気持ちをていねいに聞きましょう。

　このとき絶対にしてはならないのは、「死にたいなんて甘えだ」「自殺だなんて、子どもに申し訳ないと思わないの！」など、本人の気持ちを否定し、傷つけるような言葉を投げかけること。希死念慮にとらわれている人は、苦しい状態が続いて、自殺以外の解決策が見えなくなっています。しかし一方で「生きたい」という思いもあります。このときに退路を断つような言葉を投げかけるのは、適切ではありません。

　もし「いつ、どのように死のうと思ったのか」という質問に対して、すぐに「今日、首つりをしようと思った」など具体的なことばが返ってきたときは、非常に危険な状態です。できるだけ早く、精神科または心療内科を受診させましょう。

第5章

ついに入院！
うつ病治療がスタート

ようやく「うつ」を認める

夫と母につきそわれ、うつ病専門のストレスケア病棟に入院しました。入院する際には主治医の診察がありました。私の主治医は、向井先生（仮名）というベテランの男の先生でした。

私はこのときまだ、自分はうつ病ではないのではないかと半信半疑でいたので、「私の病名は何ですか？」と向井先生に聞きました。「うつ病で間違いないと思うよ。テレビが気持ち悪くて見られないというのは、うつ病になるとよくあることですよ」と先生は答えました。

私をうつ病だと診断した先生はこれで3人目。ここまでくると自分でもうつ病と認めるしかありません。あまりのショックに、ベッドの上で泣いてばかりいました。

毎晩、寝る前には大ちゃんの動画を見て声をあげて泣きました。入院して心が落ち着いたのか、うつで失っていた喜怒哀楽が戻り、思いっきり泣けました。

後から聞いた話ですが、隣の部屋の患者さんが心配して、「隣の部屋の人が毎晩大声で泣いてるから、よく診てあげてください」と看護師さんに訴えてくれたそうです。それほど私の泣き声は大きかったようです。

入院する前は大ちゃんと二人きりになると不安と恐怖で気が変になりそうだったのに、いざ離れると、大ちゃんのことが頭から離れません。入院して抗うつ剤を飲み始めてから、私の体調はみるみる回復していきました。処方された薬がすんなりと効いて、辛い症状は劇的に改善されました。

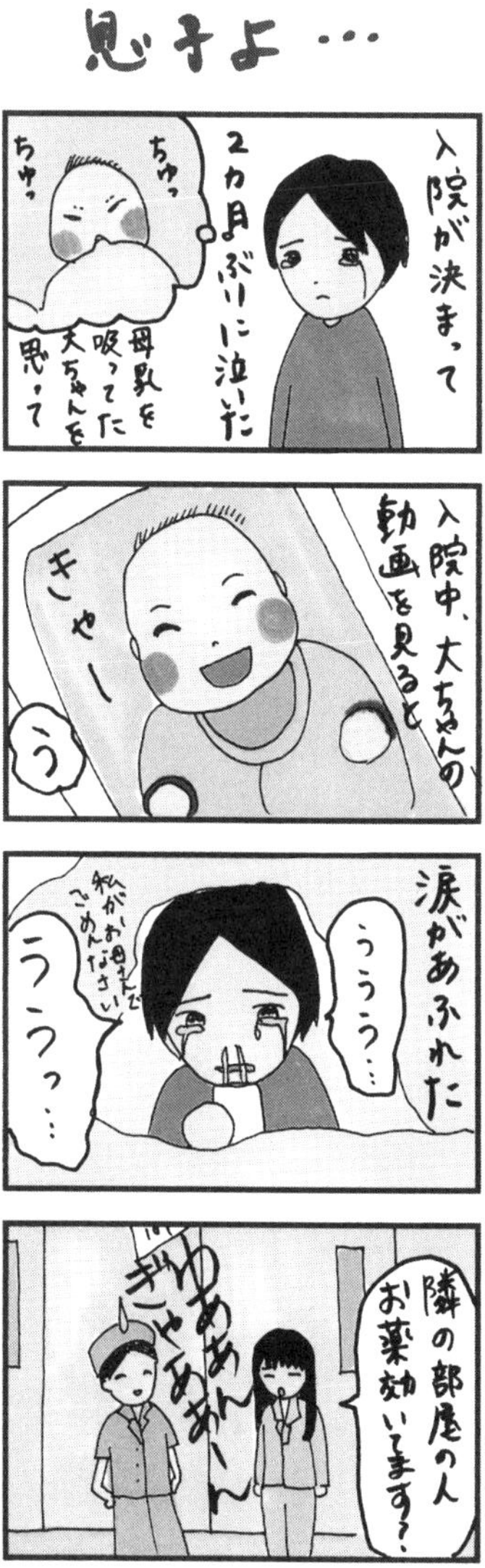

「抗うつ剤は怖い」というのは、単なる思い込みだったのです。そして聴覚過敏や焦燥感が落ち着き、激しい自殺衝動もなくなりました。

それでもやはり頭の中は混沌として、昼も夜も真っ暗な穴の中にいるような息苦しさを感じていました。どんなアドバイスも、どんな言葉も、私の心には響かず、救いはどこにも見当たりませんでした。

その頃、実家の母が「辛かったのに気付いてあげられなくて申し訳ない」と謝りの手紙を送ってくれました。

「子どもと離れても、普通のお母さんみたいに育児ができなくても、子どものことを考えている。それだけで、十分お母さんだよ」

母にこんなにも心配をかけてしまっている……。申し訳なくて、あとからあとから涙がこぼれてきました。

回復のカギは「何も考えずに寝る」こと

入院当初、向井先生からは「いまはとにかく休むように」との指示がありました。しかしどうやって休めばいいのか、さっぱりわかりませんでした。向井先生をつかまえては、「あれはしてもよいか？　これはダメか？」と質問攻めにする勉強熱心な（面倒臭い）患者でした。そんな私に先生は、

「こうすべきということは何もありません。あなたにとっては頭のしびれと重さが疲れたというサインです。そのサインを基にやりたいことはやってみて、疲れたらやめてください。そして何も考えず、何もしないで寝ていなさい」と言われました。

しかし「考えるな」と言われても、考えてしまいます。私は部屋にいても落ち着かず、共用スペースを歩き回って患者仲間に話しかけていました。周りは精神疾患を10年以上も患っている方ばかりで、いくつもの苦難を乗り越えてきた凄みがあり、その話はとても説得力がありました。

私は患者仲間の一人に聞いてみました。

「うつ病は本当に治るの？　頭に霧がかかったみたいなのが、いつかクリアになるの？」

「私も最初はそう思った。でも、クリアになるよ。いまは本当になーんも考えないで、ただひたすら医者の言うことを信じてついて行きな。うつ病は早く治療すれば早く治るんだから！」

真っ暗なトンネルに小さな光がともったような、心強い言葉でした。私は向井先生や仲間の言うことを信じようと思いました。それからは外出もやめ、とにかくたくさん眠るように努めました。

毎日やらなければならないのは、食事と洗濯と入浴だけ。夜の授乳も、寝かしつけも、子どものお世話も何もしなくていいのです。これからの不安やさまざまな後悔、自分を責める気持ちなどはありましたが、育児からまったく切り離された状態に、ホッとしているのも事実でした。

服用していたすべての薬に睡眠導入の効果があったので、一日に何度も気持ちよく眠ることができました。出産してからの3ヵ月間、出産の疲れが取れないまま眠れず

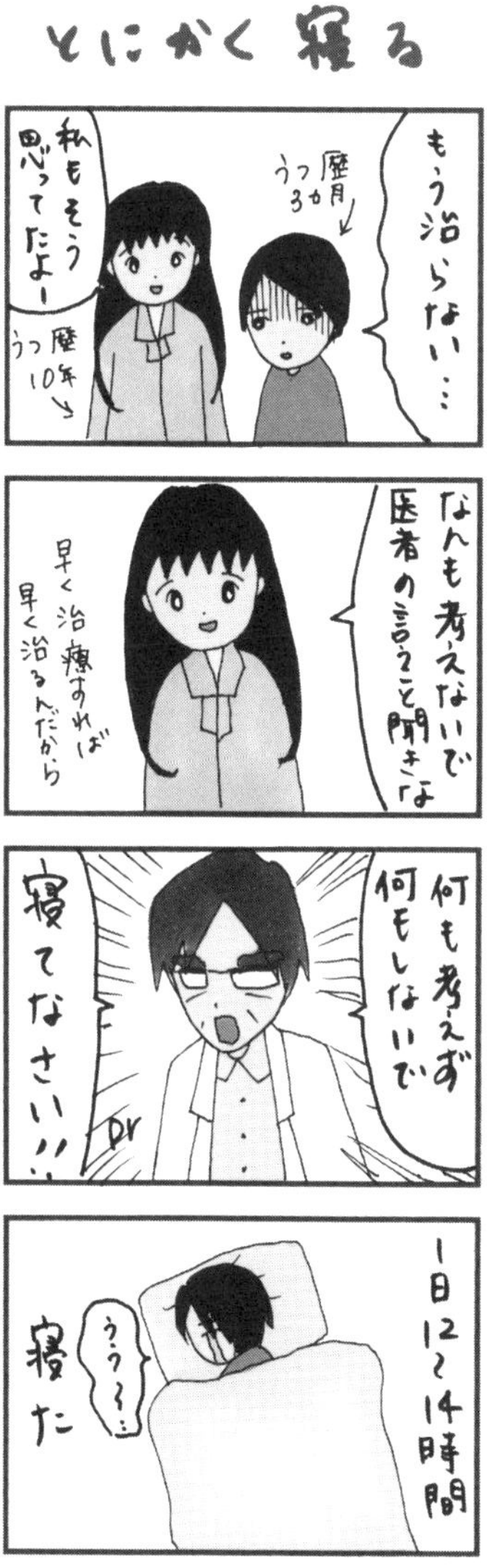
とにかく寝る
もう治らない…
うつ歴7ヵ月
私もそう思ってたよー
うつ歴10年
なんも考えないで医者の言うこと聞きな
早く治療すれば早く治るんだから
何も考えず何もしないで
寝てなさい!!
Dr
1日12〜14時間
うう〜…
寝た

に育児を続けてきた疲れを癒やすために、貪るように眠り続けました。毎日12〜14時間は眠っていたと思います。

「だまされたと思って、薬を飲んで眠る」

症状を回復させる第一歩は、これに尽きると思います。うつ病のときは思考力が低下するにもかかわらず、よからぬこと（将来に対する不安、罪悪感、死にたいなど）ばかりが頭の中をぐるぐる回ってしまいますから、とにかく自分の頭で考えようとするのをやめること。そのためにはとにかく眠ることが必要なのです。

うつ病と闘わず、不安から「逃げる」のがコツ

うつ病になると、不安や悩みを次々と抱えてしまうため、不安要素がないところからも不安になる材料をわざわざ拾ってきてしまいます。では、どうしたらいいのか？　不安をつぶすのが無理だと分かった私は、できる限り不安や現実から「逃げる」方法をとりました。

まずは「寝逃げ」です。起きて考えごとをしていても、死にたくなるばかりです。寝ている間は考えごとをしなくて済むので、できる限り薬を飲んで寝ていました。

つぎに「将来の不安」から逃げました。この先どうなるんだろう？　と病院の中でいくら考えても、いい解決策が思い浮かぶはずがないのです。うつの症状がよくなれば、状況は必ず変わるはず。そう信じて、考えるのは今日か明日のことまでにして、それより先のことを考えるのをやめました。

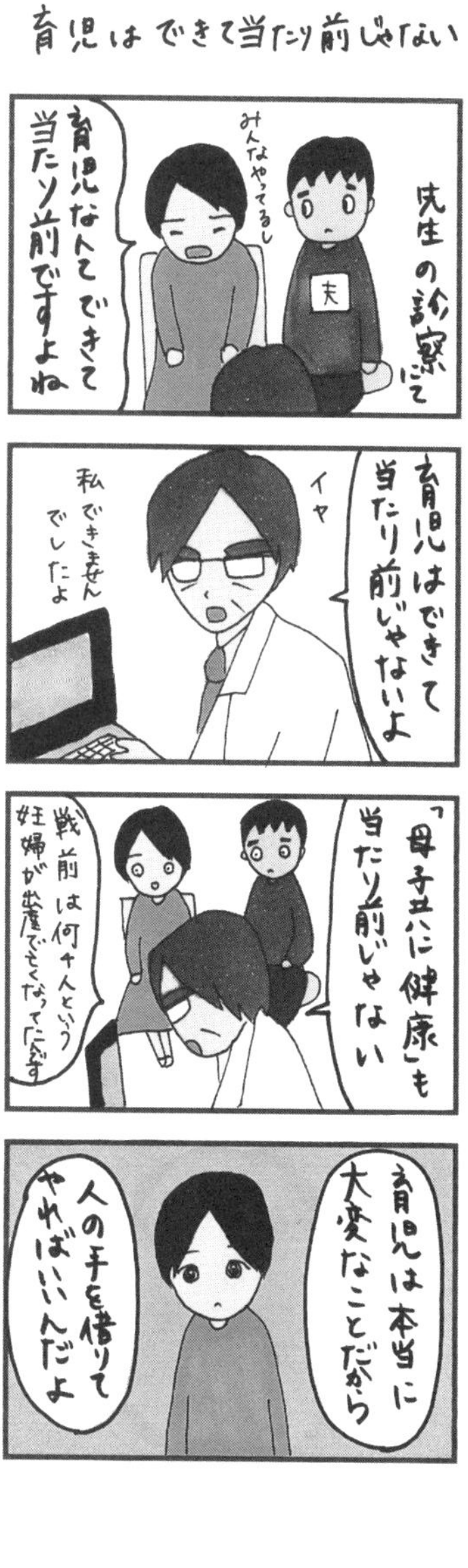
育児はできて当たり前じゃない
先生の診察にて
夫
みんなやってるし
育児なんてできて当たり前ですよね
育児はできて当たり前じゃないよ
イヤ
私できませんでしたよ
「母子共に健康」も当たり前じゃない
戦前は何十人という妊婦が出産で亡くなってたんです
育児は本当に大変なことだから
人の手を借りてやればいいんだよ

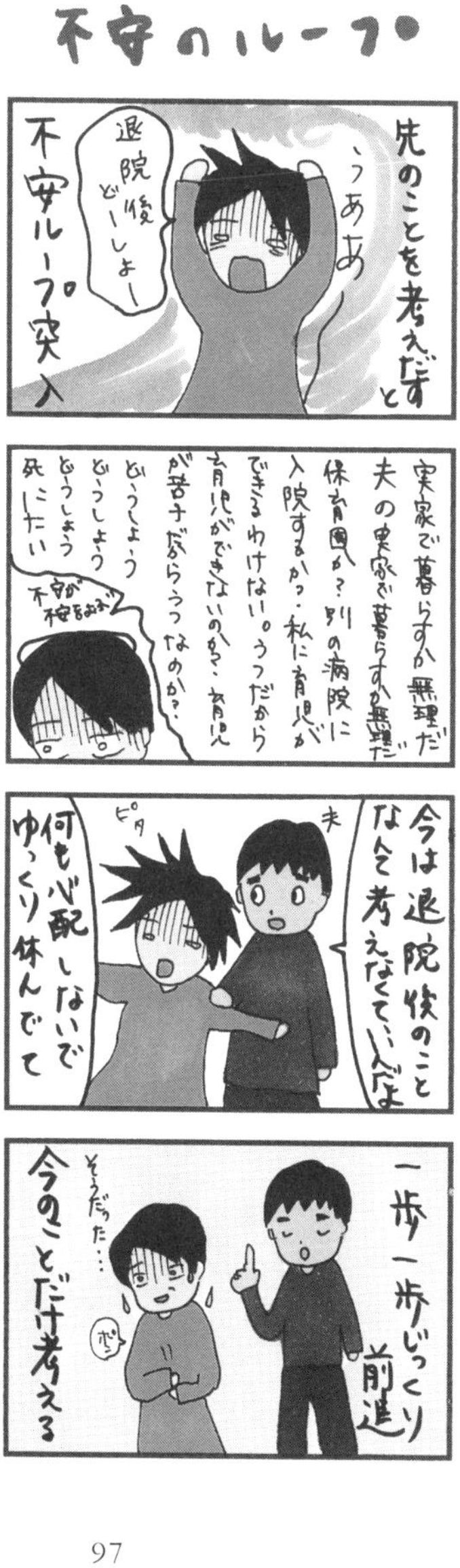
不安のループ
先のことを考えだすと
うあああ
退院後どーしよー
不安ループ突入
実家で暮らすか無理だ
夫の実家で暮らすか無理だ
保育園か？別の病院に入院するか…私に育児ができるわけない。うつだから育児ができないのか？育児が苦手だからうつなのか？
どうしようどうしようどうしよう死にたい
不安が不安をよぶ
今は退院後のことなんて考えなくていいんだよ
夫
ピタ
何も心配しないでゆっくり休んでて
一歩一歩じっくり前進
そうだった…
ポ
今のことだけ考える

また「自分で決める」ことからも逃げました。うつは判断力が低下するので、自分で何かを決めようとすると、「これで本当にいいのか？」と不安が大きくなります。そこで夫にすべての判断を任せることにしました。退院はいつにするのか、退院後またうつになったらどうするのか、と質問攻めにする私に、「何も心配しないでゆっくり休んで。3ヵ月の入院で治らなければ別の病院に入院させてあげるから。一歩一歩ゆっくり前進、いまのことだけ考えよう」と夫は答えました。

たとえ気休めでも夫がそのように言ってくれたことで、「もし治らなければまた入院すればいいんだ」と不安が和らぎました。

熱中できることが見つかる

入院生活は、概《おおむ》ねこのようなスケジュールでした。

8時　起床・朝食
9時　コインランドリーで洗濯
10時　リハビリのクラスに出席
11時　仮眠
12時　昼食
13時　お昼寝
15時　おやつ（他の患者さんと雑談）
18時　夕食
19時　日記をつける
20時　シャワー
21時　薬を飲んで就寝

食事とシャワー以外の過ごし方は、基本的に自由だったので、毎日10時間程度は好きに使える時間がありました。しかし、ぼんやりしているとすぐに気分が落ち込みます。そこで悩みから気持ちを離すべく、「作業療法」に力を入れることにしました。

作業療法はリハビリを目的に行われ、運動療法（ヨガ）、創作療法（陶芸、ミサンガ、革工芸など）、音楽療法（音楽を聴く）などがありました。うつが一番酷いときは、何にも集中できず、気分転換がまったくできない状態でしたが、しだいに簡単な作業がこなせるようになっていきました。

もともと物づくりが好きなので、創作のプログラムには必ず参加していました。特にハマったのがミサンガ作りで、作業療法の時間以外にも部屋で編み続けるほど熱中しました。

私にとっては、ミサンガ作りは、最も無心になれる時間でした。何も考えずにただひもや糸を使ってミサンガを編んでいると、悩みや不安から心が切り離されて、気持ちが楽になりました。入院して1ヵ月を過ぎた頃には意欲と集中力が戻り、インターネットで難しい編み方を検索して、どんどん上達していきました。

仲間と気持ちを分かち合う

また入院仲間との交流も気持ちを落ち着かせてくれました。病院での仲間には、普通の友だちには絶対に話せないことも話すことができました。将来の不安、病気の症状、薬の話、自殺未遂の話。「自殺するなら確実に死にたい」という話や、自殺方法などの話題で盛り上がることもあり、ここにいる人たちは皆同じような思いをしてきたのだと思い、経験した人だけが分かる、連帯感が芽生えました。

「元気？」と声をかけると、「死にたーい！」と返事が返ってくる。健康な人にとっては驚くような環境だと思いますが、私にとっては、そんな感じが何とも心地よく、病院が自宅よりも安心する空間になっていきました。

このように同じ悩みをもつ仲間との出会いは私の心を落ち着かせてくれましたが、反面インターネットの情報、特にＳＮＳは私を苦しめました。

インターネットで「育児　辛い」のキーワードで検索したり、産後うつが長引いている人のブログを読んだりすると、不安でどうしようもなくなりました。それでもなぜかネガティブな情報を検索することがやめられませんでした。

またFacebookやインスタグラムを見ると、お宮参りやお食い初めなどのイベントや、子どもが歩き始めた、トイレトレーニングを始めた、など子どもの成長を喜ぶキラキラママたちの日記がたくさん公開されていて、それはそれで落ち込みました。「どうして私は普通のことができないんだろう。みんながやっていることなのに」と自責の念にかられるのです。

ブログを書いている私が言うのは説得力がないかもしれませんが（笑）、情報の取捨選択ができないほど症状がひどいときには、ネット検索やSNSは避けたほうがいいように思います。

罪悪感を手放す

うつ病になってからというもの、私は常に罪悪感を感じていました。

「育児なんてできて当たり前のこと。自分は育児が苦手なダメな母親だ。子どもがかわいいと思えない自分は母親失格だ」

うつ病になったこと、一人で育児ができなかったこと、入院している間に育児ができていないことまで、すべて自分が悪いと思っていました。当時の日記には、正直な気持ちが綴られています。

「育児を楽しめる母になりたかった。みんなが普通にやれていることができない。義母に『赤ちゃんを抱っこしていると癒やされるでしょ？　守りたくなるでしょ？』と言われてもそう思えないことが辛い」

「子どもを産んだことが間違いだったのか？　うつ病だから育児ができないのか？　育児が苦手だからうつ病になったのか？　結局、私という人間がいないほうがすべてがうまく回る気がする」

「どうして私なんか産まれてきたんだろう。死にたくても死ねない。普通の人ができていることがなぜできないのか」

その罪悪感を手放せたのは、向井先生のおかげでした。私は診察のたびに「育児ができない罪悪感」を吐露し続けました。そんな私に先生は、「育児は本当に大変なことだよ。おばあちゃんたちは自分が昔、苦労したことや大変だったことは忘れて、いいことばかり覚えているの（笑）。だから一人で抱え込まずに人の力をどんどん借りればいい。一番大事なことは母親の心が安定していることです」と何度も何度も語りかけてくれました。先生の言葉は本当に優しくて、心に温かく染み込んできました。

「育児で一番大事なことは、母親の心の安定」

私はいままでこんなふうに考えたことなどありませんでした。産後に私が周囲から言われてきたことは、いま思い返してみても苦しい言葉ばかりでした。

「母親としての覚悟がない」

「母親ならみんなやっていることだ」

「母親になったら、自分は捨てろ」

第5章

✺

ついに入院！　うつ病治療がスタート

「苦労して育ててこそ子どもはかわいい」

母親は、出産したボロボロの体でも、24時間休むことなく子どもの世話をし、どんなに辛くても逃げ出さない。子どものために身を捧げることが喜びのはずだ。どうしてお前にはそれができないのだと、常に責められているような気持ちでした。

しかし先生と話をすることで、「自分という一人の人間を大事にしていいんだ。私が元気で、幸せでいることが、子どもの幸せでもあるんだ」という当たり前のことに、気付かされたのです。

そうして徐々に「育児ができないこと」への罪悪感が薄れ、考え方も変わっていきました。

みんながやっているのだから私もやらねば↓「育児は一人でできるものではない。人の手を借りるべきだ」

育児が苦手だ↓「うつ病だからできないだけ」

育児が苦手だからうつ病になった↓「出産やホルモンバランスの変化のせいでうつ病になったんだ」

子どもがかわいく思えない↓「それはうつ病だから。病気なんだから仕方ない」

このように考え方が変化するまでに、およそ2ヵ月かかりました。先生だけでなく、夫にも何度も同じ話を繰り返しました。

「母として失格だ」「子どもを育てることができない」という罪悪感を取りはらうのは、簡単なことではなく、専門家による治療が必要です。私の場合は、入院した病院の主治医の向井先生が、私の心を救ってくれました。自分に合った先生を見つけ、信じてついていくこと。そうすれば産後うつは、必ずよくなるはずです。

「頑張りを認められた」ことで、もう一歩前へ

また回復の大きな後押しとなったのが、大ちゃんの3ヵ月健診の結果を聞いたことでした。私は入院中で行けないので、代わりに義母に行ってもらいました。そこで大ちゃんが「とても順調に育っている」と医師から褒められたと、夫に聞かされたので

す。夫も「ミィのおかげだ」と褒めてくれました。

それを聞いて、産後のさまざまな状況がよみがえりました。聴覚過敏になり、大ちゃんがミルクを吸う音ですら不快に感じたこと、眠れず、夜中歩き回っていたこと、毎日ひたすら死にたいと願っていたこと。

しかしそんな状態でも私は、抱っこ、ミルク、おむつ替え、沐浴、寝かしつけ、予防接種をきちんと行っていました。すべての育児から、私は逃げ出しませんでした。

そのことを第三者からきちんと認められたことが、嬉しくてたまりませんでした。

治りたい

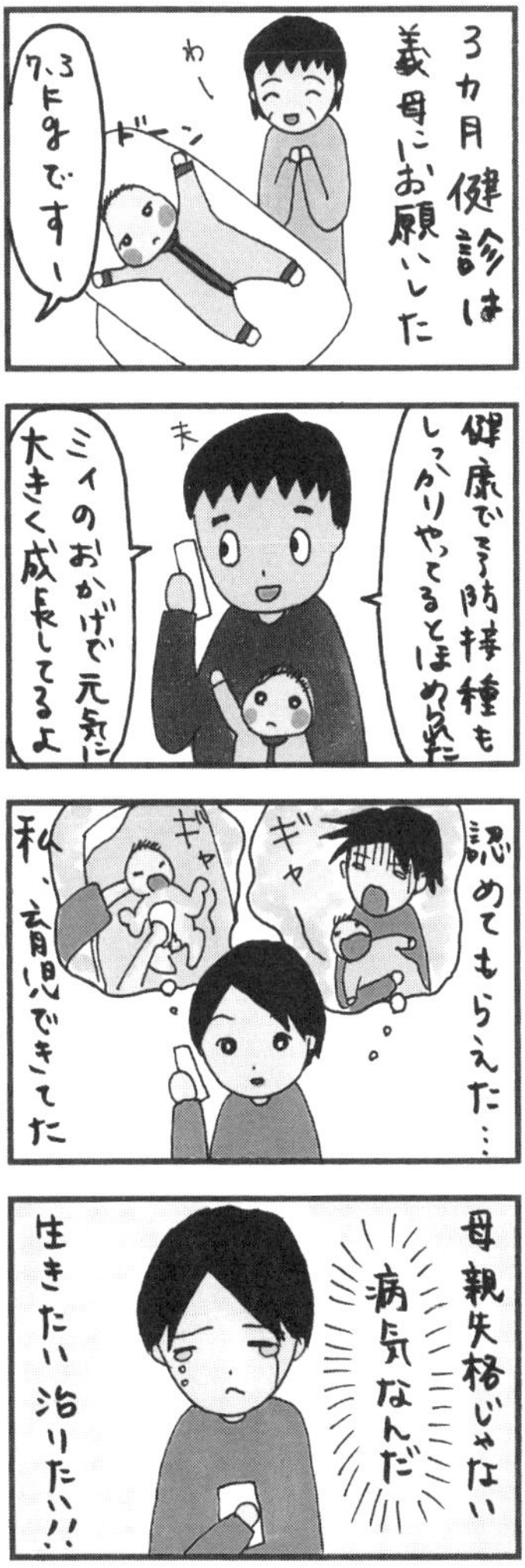
3カ月健診は義母にお願いした
わ〜
ドーン
7.3kgですー
健康で予防接種もしっかりやってるとほめられた
夫
ミィのおかげで元気に大きく成長してるよ
認めてもらえた…
ギャ
ギャ
私、育児できてた
母親失格じゃない
病気なんだ
生きたい 治りたい!!

考えてみれば私は昔から優等生で、就職してからも「〇〇大学卒業してるんだ。〇〇で働いているんだ。すごいね」と、肩書を褒めてもらうことが多かったのです。その後結婚、妊娠・出産と順調に歩んできたため、育児に関しても、誰かから認めてほしかったのだと思います。

でも、母親になってからは、どんなに苦しく大変な思いをして頑張っても、それらはすべて「やって当然」で、認めてもらうことがなかった。加えて、うつ病の症状のひとつとして、自分を責める気持ちが強くなっていました。

ですから、第三者の目で自分が頑張ってきたことを褒められたことは、失っていた自信を回復するきっかけとなりました。私は育児ができていたんだから。うつ病にならなければ普通にやっていたんだから、と。

心が楽になり、「もっと育児を頑張りたい」「生きたい」「治りたい」そんな気持ちが、ようやく私の心に芽生え始めました。

専門医がずばり解説!
どうなっているの? どうして辛い?
知っておきたい産後の心⑤

産後うつを回復させるには?

軽症〜中等症は「自分を甘やかす」&「運動」

産後の心や体に異変を感じたら、まずは自分の体調を回復させることが第一です。「もう限界」となるまで自分を追い込む前に、疲れやイライラを感じたら、心と体を休めましょう。その際には家族や産褥シッター、ファミリーサポートなど、赤ちゃんを安心して預けられる人や環境が必要です。スムーズに預けられるよう、妊娠中から頼れるサポーターを探しておくといいでしょう。

疲れやイライラ、落ち込みには、「心地いいと感じることをする」のが効果的です。お母さんにも休息は必要です。「母親なのに自分を優先させるなんて……」といった思い込みは捨てて、ゆっくり休んでリフレッシュしてください。

また運動も効果的です。説明のつかない不安や焦燥感があるときは、ウォーキングやジョギングなど、一定のリズムで体の筋肉を動かす有酸素運動をすると、脳の神経伝達物質のひとつである「セロトニン」が活性化し、ポジティブな気持ちが湧いてきます。

重症期は「とにかく休む」

涙が止まらない、何をする気もおきない、また「母親失格だ」「子どもなんて産まなければよかった」「生きている資格がない」などといった自責の念が強いときは、産後うつが重症化している可能性があります。

こうなったときはまず、思い切って環境を変えましょう。たとえばミィさんが入院した際にとった「とにかく眠る」という方法は、産後うつの回復に大きく役立ちます。もちろんただ寝ているだけではうつ病は治りませんので、同時に抗うつ剤による薬物療法も行います。

自責の念が強く、毎日辛い気分でいる人は、まずは8～9ページの「産後うつチェック」を行ってください。このチェックテストで合計点数が9点以上の人は、早めに精神科か心療内科を受診しましょう。また合計点数が8点以下でも、毎日辛い気分が続くようなときは専門医を受診するか、保健師さん、自治体の子育て支援課などに相談してください。

第6章

怒りが爆発
そして退院へ

回復の手ごたえ

入院してから1ヵ月で、うつの症状はずいぶん改善しました。不安感、自責感、頭の重さや倦怠感は依然として残っていましたが、本が読めるようになるまでに思考力は回復し、不眠、焦燥感、聴覚過敏、死にたい気持ちはなくなりました。

それと同時に、今度は怒りの感情が湧き上がるようになりました。産院でのスパルタ授乳指導や、産後1ヵ月のときに受診した精神科で、医師から「あなたは育児が苦手なのよ」と言われたこと。

また、私を絶対にうつだと認めなかった家族の態度にも腹が立ちました。特に母は精神的な病気に対して偏った考えをもっていて、「向精神薬は絶対に飲むな」と私に繰り返し言っていたので、私も「どんなに苦しくても薬は飲んではいけない」と思い込んでいました。

第6章

怒りが爆発　そして退院へ

　また「眠れない」と訴える私に、「お母さんはみんな同じ」と言うばかり。私も母を信頼していたので、言われたことを信じ、辛くても我慢して頑張り続けて症状が悪化しました。

　夫にも気づいてほしかった。「離婚してこの子を育ててほしい」と言っても本気にしてもらえない。「母親としての覚悟が足りない」と言われる。「死ぬのを手伝ってほしい」と言っても、「切腹したら介錯してあげるよ」と返されて、私の深刻な気持ちはまったく伝わりませんでした。

　こうした怒りをあらわにする私に、向井先生は「怒りはエネルギーが戻ってきた証拠」だと話してくれました。本当に辛いときは怒る力も残っていないので、怒れるのは回復の証《あかし》なのでしょう。

　家族に悪気がなかったのもわかります。しかしうつから回復した今となっても、当時を思い出すとドロドロとした怒りの気持ちが湧いてきます。その悔しい気持ちがこうして本を書いたりすることに向かう、原動力になっているようです。

　このように怒ったり、不安が強い日もありましたが、少しずつ自分が回復に向かっている手ごたえは感じていました。

産後5ヵ月。はじめて我が子を「かわいい」と思う

入院して46日目、外出の許可が下り、私は夫の実家に向かいました。うつがひどいときは電車に乗ることもできなかったので、一人で電車に乗れただけでも大きな進歩です。

生後5ヵ月になった大ちゃんはちょうど離乳食が始まる頃だったので、私ははじめての離乳食をあげるつもりでした。50日ぶりの再会に緊張と期待でドキドキ。大ちゃんのことが怖かったらどうしよう？　大ちゃんに対してどのような感情になるのだろう？

「まっさらな気持ちで大ちゃんに接してみて」

夫からはそう言われていたので、生後3ヵ月までのことはとりあえず考えないで、先入観をもたずに大ちゃんに接してみようと思いました。

再会

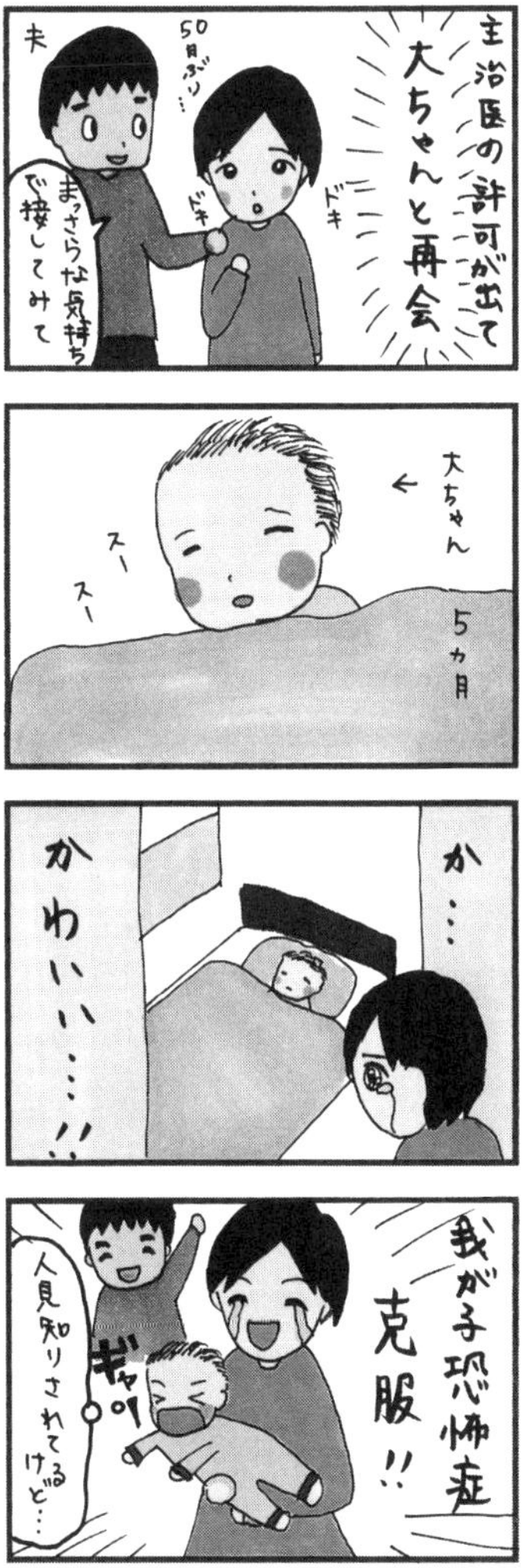
主治医の許可が出て
大ちゃんと再会
夫
50日ぶり…
ドキドキ
まっさらな気持ちで接してみて
大ちゃん
5ヵ月
スー
スー
か…
かわいい…!!
我が子恐怖症
克服!!
ギャー!
人見知りされてるけど…

夫の実家に着くと、大ちゃんはベッドの中でスヤスヤと寝ていました。

「こんなにかわいかったっけ?」

寝ている大ちゃんを見ながらポロポロと涙が流れてきました。私は自然と大ちゃんのことをかわいいと思えるようになっていたのです。

大ちゃんは目が覚めても泣かず、お目目をぱっちり開けて、新生児の頃とはすっかり別の顔になっていました。抱っこで膝の上に座らせてスプーンで十倍粥を与えると、ちゃんと口に入れ飲み込みました。

「食べた！」

「ミィさん、大ちゃんは今、新聞ちぎりに夢中なのよ」

義理の両親も私の訪問を温かい雰囲気で歓迎してくれ、私ははじめて大ちゃんと過ごす時間を楽しいと感じました。成長した大ちゃんは、「きゃー」と高い声をあげたり、新聞をちぎって遊んだり、おもちゃを握ったり、まるで別人のように人間らしく成長していました。私の知っているただ寝転がっているだけの大ちゃんは、もうそこにはいなくて、子どもの成長には本当に驚かされました。

「子育てってこんなに明るく楽しいものなんだ……」

地獄のように苦しい育児しか知らなかった私にとっては、目から鱗《うろこ》が落ちたような思いでした。

いつの間にか大ちゃんに対する恐怖心は、消えてなくなっていました。我が子を恐ろしく思っていたのは病気の症状で、私の人格的な問題ではなかった。こんな日が来るなんて少し前まで想像もできませんでした。私は産後5ヵ月にして、大ちゃんのことを心からかわいいとはじめて思うことができたのです。

第6章

怒りが爆発　そして退院へ

一時帰宅後、躁状態に

入院して53日目。年末年始の12日間を自宅で過ごす、一時帰宅の許可が下りました。私は久しぶりの家族3人水入らずの生活に張り切っていました。毎日近所のスーパーで買い物をして手料理を作り、大ちゃんの写真や動画を撮りまくり、家族で憧れだった子育て支援センターやショッピングセンターに行き、近所の病院のママさんフィットネスにまで参加。自分が病気療養中だということもすっかり忘れて楽しく過ごしました。

これなら退院後も間違いなくやっていけると自信をつけた私は、退院後の生活の準備をしておこうと思い立ち、保育園の一時保育サービスとファミリーサポートの登録も済ませました。本来の家族の形を取り戻せたようで気持ちが高ぶり、舞い上がりました。

いつの間にか不安感と頭の重さがすっかり抜けて、脳がクリアになった感じがしました。とつぜん霧が晴れたようにスッキリした気分になって、とにかく楽しくてたまりませんでした。

病院に戻ると、入院仲間からは「ミィさんは別人になって帰ってきた！」と驚かれました。心はますます高揚し、病院でも異様に活動的になっていきました。美容院でカット、パーマ、カラー、ヘッドスパのフルコースを頼んでイメージチェンジをしたり、毎晩友だちに電話をかけたり、看護師さん相手に長々と話をしたり……。

一方で、気分が良くなると同時に睡眠時間がぐっと少なくなりました。

ゆっくり休んでいることができずに、病院の共用スペースをふらついて話し相手を探してしまって落ち着きませんでした。軽い躁《そう》状態で、夜中に何度も目覚めてしまい、朝も5時か6時には起きるようになってしまいました。

退院の日が迫ったある日、私は「出産してから自分に起きたことのすべてを聞いてほしい」と向井先生にお願いしました。

産後1ヵ月で精神的に不安定になり、いのちの電話にかけたこと、最初に受診した

第6章

怒りが爆発　そして退院へ

メンタルクリニックで「あなたは育児が苦手だ」と言われたこと、毎日夜になると絶叫した息子のこと、「死にたい」と騒いでメンタルクリニックを緊急受診した日のこと、電車に飛び込んで自殺をしようと思ったものの音が怖くて思いとどまったことなどを、メモを見ながら詳細に話しました。

すべてを聞き終えた先生は「あなたが生きていてくれてよかった。生きてさえいてくれたら、私たちは治す手助けができるんです」と静かに言いました。自分の苦しかったことも、辛かったことも、頑張ったこともぜんぶ聞いてくれて、理解してくれる人がここにいる。私は、先生に救ってもらったと思いました。

そして入院から87日目、ついに退院の日を迎えました。

入院したときは、表情をなくし何もできなくなっていた私が、3ヵ月後、元通り元気になっていました。最初はまったく先が見えないトンネルに一人放り出され、真っ暗な絶望の中をさまよっているようだったのに、こんな日が来るなんて。

「とにかく疲れたら休むこと。そうすれば大丈夫だから」との先生の言葉を信じて、夫と大ちゃんの待つ家へ帰りました。

退院

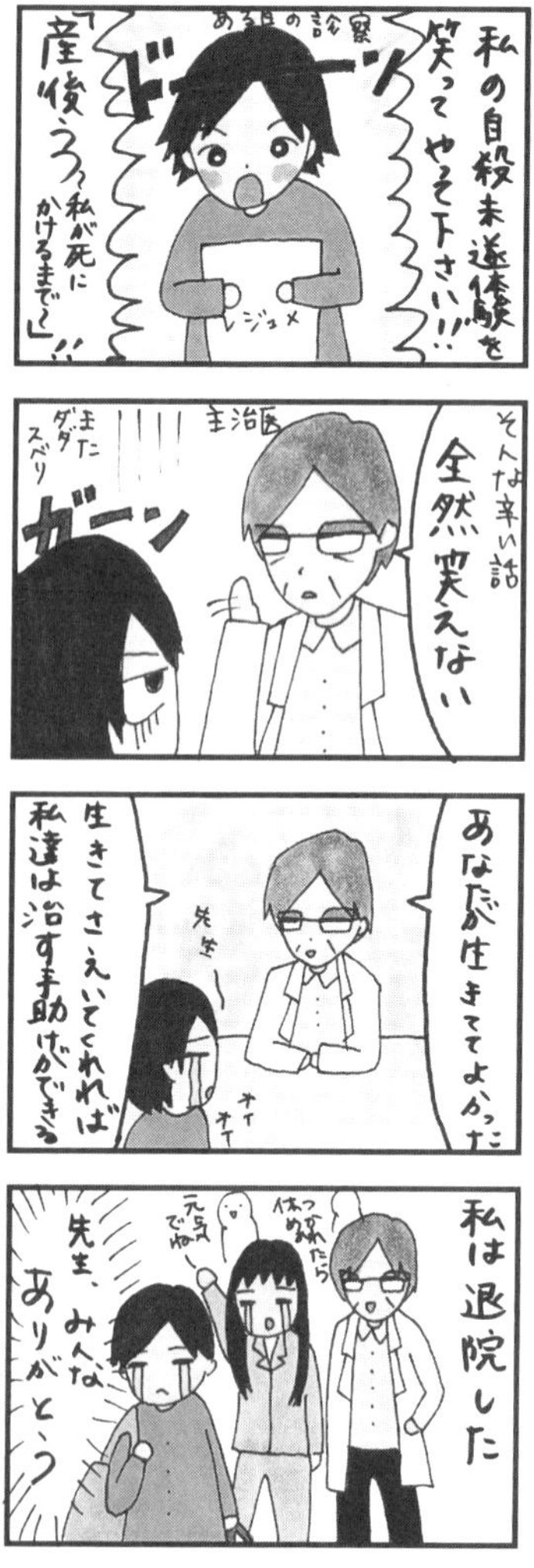
ある日の診察
私の自殺未遂体験を笑ってやって下さい!!
ドーン
レジュメ
「産後うつ? 私が死にかけるまで〜」!!
主治医
そんな辛い話全然笑えない
ガーン
またダダスベリ
あなたが生きててよかった
生きてさえいてくれれば私達は治す手助けができる
先生〜
オイオイ
私は退院した
つかれたら休めよ
元気でね〜
先生、みんなありがとう

躁になったきっかけ

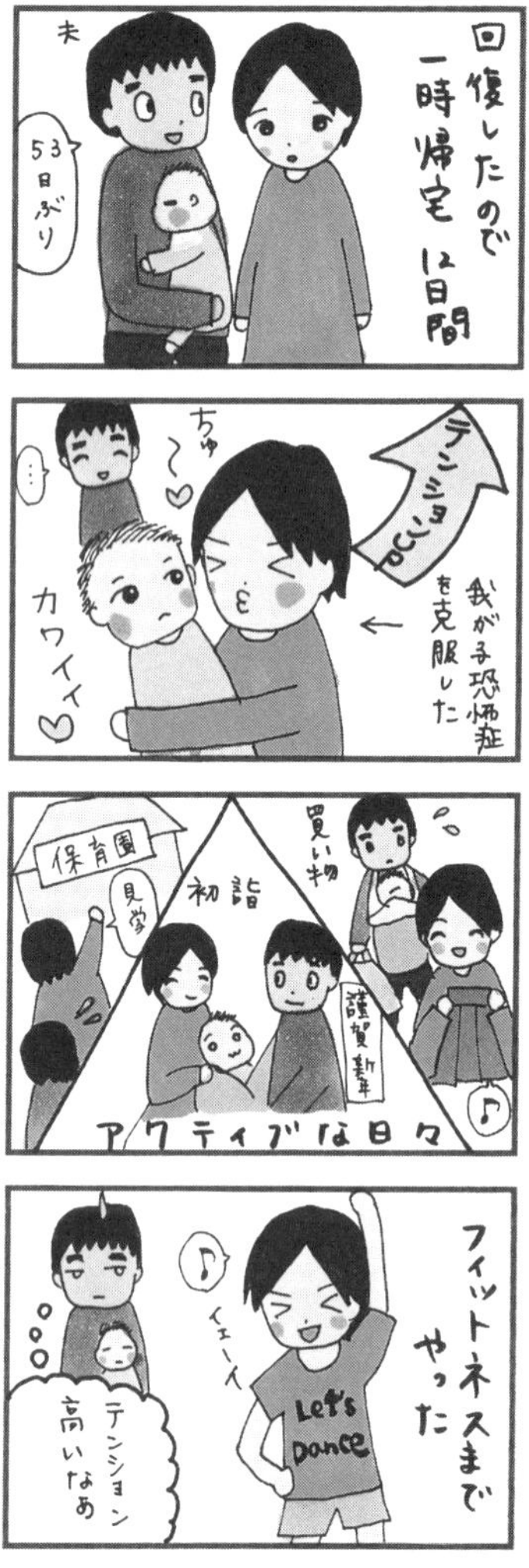
回復したので一時帰宅 12日間
夫
53日ぶり
テンションUP
ちゅ〜
…
カワイイ
我が子恐怖症を克服した
保育園
見学
初詣
買い物
謹賀新年
アクティブな日々
フィットネスまでやった
イェーイ
Let's Dance
テンション高いなあ

専門医がずばり解説！
どうなっているの？ どうして辛い？
知っておきたい産後の心⑥

「産後うつ」と他のうつとの違い

うつ病は、必ずしもこの順ではありませんが、次のような経緯をたどるといわれています

〈第1段階〉前駆期
やる気の低下や体の不調、だるさや頭痛、食欲の低下、疲れやすさなどが表れる。

〈第2段階〉発病期
気分の落ち込みが強くなり、自分を責めたり、自分に対する評価がどんどん低下。仕事や育児に集中できなくなる。

〈第3段階〉病相期
もっとも辛い時期で、何もすることができなくなり、「生きていても仕方ない」などと考えるようになる。

〈第4段階〉回復前期

少しずつ元気が出てくる時期。ただ、行動力を取り戻すことから、自殺を実行してしまう可能性が高まるので、注意が必要。

〈第5段階〉回復後期

以前のように楽しみや希望を少しずつ感じるようになり、体も楽になる。

産後うつもいわゆる「うつ病」のひとつですが、他のうつ病と違うのは、比較的短期間で症状が重症化することがある、という点です。

産後の女性の体はとてもデリケート。産後うつを引き起こすと言われる女性ホルモン（エストロゲン）も大きく変化します。それに伴って、うつ症状が急激に悪化し、「死にたい」「消えてなくなりたい」と思い詰めることもあります。

一般的なうつ病がしとしと降る雨だとしたら、産後うつはゲリラ豪雨のようなもの。急激な変化を見逃さないためにも、悪化する前に、専門家や周りの助けを借りましょう。

第7章

「人に頼る」育児ができるようになる

退院後、頑張りすぎて緊急搬送！

退院後は、入院していた病院に近所のメンタルクリニックを紹介してもらい、週に一度通院することになりました。そして実家の母や義母に頼ることなく、夫と大ちゃんと3人で自宅で暮らし始めました。

夜は夫がいるものの、昼間は大ちゃんと二人きり。でも、大ちゃんに対する恐怖心はすっかりなくなっていました。6ヵ月になった大ちゃんはそれはかわいくて、育児はまったく苦痛だと思いませんでした。

しかし毎日やることが山積みでした。家事、育児に加えて育児をサポートしてくれるサービスへの申し込みや、通院、保育園の面接などなど。1週間一人で家事と育児をこなし、手続きもすべて終えた頃にはめまいと頭痛でフラフラ。そして金曜日の夜、とつぜん不整脈の発作が起きました。私はもともと不整脈の持病があり、疲れが溜まると何の前触れもなく脈が200まで上がって、息が苦しくなるときがあります。急にその発作が起きてしまいました。救急車を呼んで事なきを得ましたが、夫からは「退院早々やりすぎだよ」と言われました。

育児を一人で抱え込まない

4月からは保育園に正式に入園することが決まっていましたが、それまでの2ヵ月間は何とか頑張らなければなりません。そこで私は2つの行政サービスを利用して乗り切ることにしました。ひとつは保育園の一時保育サービス、もうひとつはファミリーサポートです。

私の住んでいた市には、病気療養など保護者の事情を理由に、月に15日まで保育園に子どもを預けられる「一時保育」という制度がありました。私は入院中に診断書を書いてもらい、家から徒歩15分ほどの公立保育園に一時保育の申し込みをしていました。

一時保育を利用したことは、私にとっても大ちゃんにとっても大きなメリットがありました。私はメンタルクリニックに通う時間を確保できるだけでなく、保育園に預けている間（朝8時半から夕方4時半まで）、家事をしたりお昼寝をしたり本を読んだりして休むことができました。

当時6ヵ月の大ちゃんは、担当の保育士さんに本当にかわいがってもらっていました。さみしがって泣くこともなく、お迎えに行くと一番小さな大ちゃんはいつもほかの子どもたちに囲まれてニコニコしていました。離乳食も栄養士さんに教えてもらいながら安心して進めることができ、生活リズムが整って夜泣きがなくなりました。

「専門の方に育児を助けてもらえると、こんなに安心感が違うんだ」

最初は保育園に預けることに罪悪感がありました。しかし少し経つとたくさんの大人にかわいがられて私と二人でいるよりもいろいろな経験をさせてあげられるので、預けて正解だと思うようになりました。デメリットといえば、大ちゃんが何度も風邪

退院後1週間

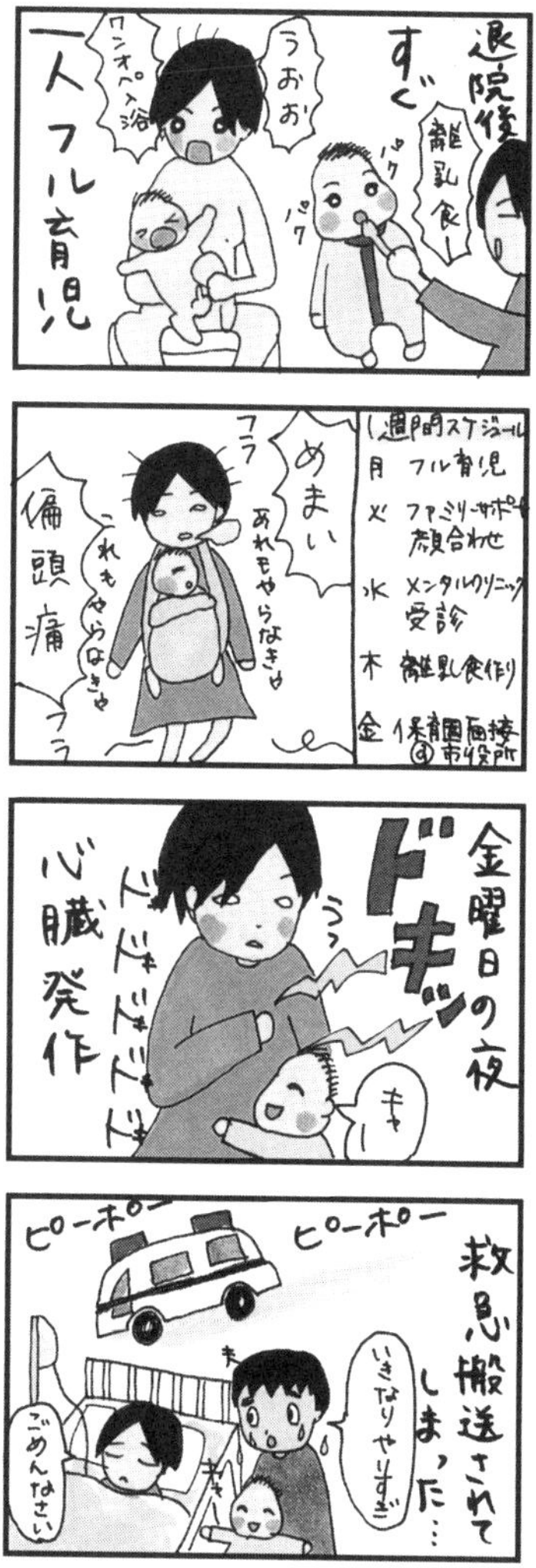

退院後すぐ
離乳食
パク パク
一人フル育児
うおお
ワンオペ浴
1週間スケジュール
月 フル育児
火 ファミリーサポート顔合わせ
水 メンタルクリニック受診
木 離乳食作り
金 保育園面接 @市役所
めまい
あれもやらなきゃ
これもやらなきゃ
偏頭痛
フラ
フラ
金曜日の夜
ドキッ
うっ
心臓発作
ドドドドドド
キャー
ピーポー
ピーポー
救急搬送されてしまった…
いきなりやりすぎ
ごめんなさい

人に頼りまくる育児

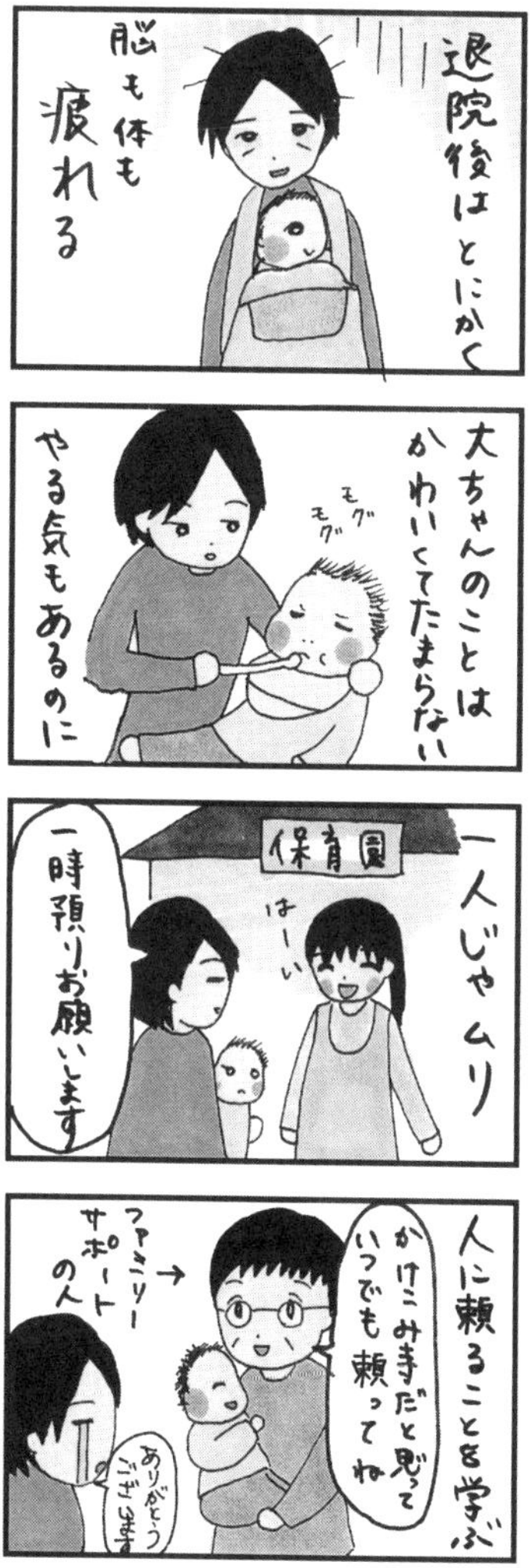

退院後はとにかく
脳も体も疲れる
大ちゃんのことはかわいくてたまらない
やる気もあるのに
モグ モグ
一人じゃムリ
保育園
一時預かりお願いします
はーい
人に頼ることを学ぶ
かけこみ寺だと思っていつでも頼ってね
ファミリーサポートの人→
ありがとうございます

をひいてしまったことくらいでしょうか。

また、いざというときには「ファミリーサポート」という制度を使っていました。ファミリーサポートとは、一般の方が提供会員となって育児を手伝ってくれる制度です。私の住んでいた市のファミリーサポートセンターは市から委託を受けた組織が運営しているので、行政のお墨付きがあるという安心感もあります。

保育園がお休みの日に私の具合が悪くなったときは、提供会員さんのご自宅で大ちゃんを預かってもらっていました。私の担当の提供会員さんは、なんと元保育士。テキパキしていて完璧に保育してくれるだけでなく、「私はお母さんたちの駆け込み寺だと思ってるんで、困ったときにはいつでも言ってね」と声をかけてくれるような優しい方でした。

提供会員さんの都合が合わないときは、ファミリーサポートセンターの事務局の方が保育園のお迎えをしてくれたり、自宅で預かってくれることもありました。ファミリーサポートセンターに行くと、「大ちゃん、大きくなったね！」と声をかけてくれるなど事務局の方には本当によくしていただき、まさに地域の駆け込み寺として利用させてもらいました。こうして私は大ちゃんと物理的に離れて自分の休む時間を確保できたことで、退院後の生活を軌道に乗せることができたのです。

母たちを苦しめる「3歳児神話」

しかし「人に頼る」ことを、最初からすんなり選択できたわけではありません。特に「3歳までは母親が育児しなくてはならない」という、俗にいう「3歳児神話」には苦しめられました。

入院中に読んだ本にも「赤ちゃんは3歳までは、母親と一緒にいないと精神に不調をきたしやすい。育児は大変なことだが、母親はそれに耐えられるようにできている」という内容のことが書かれていて、その頃産後うつのために入院し、夫と義母に育児をしてもらっていた私は、自分を責めました。

それを変えたのは、夫の言葉でした。「3歳までは母子密着育児って、じゃあ父親はどうでもいいの？　そんなのおかしいよ。子育ては俺たちなりにできることを精一杯すればいいんだ。それで大ちゃんがもし道に外れたことをしたとしても、それは彼の個性ってことでいいと思うよ」

私は目から鱗が落ちました。当時は気持ちが弱っていましたが、いまでは3歳児神話は、簡単にいえば「育児は母親がすべき。母性本能あるんでしょ」という、実に偏った意見だと思います。

出産は母親にしかできませんが、育児は父親にも、祖父母にも、保育園の先生やいろいろな人に任せることができる。むしろそのほうが、いろいろな大人との人間関係が育まれて、子どもの成長にもいいはずです。それなのに母親一人に育児を押し付けて、「お前がちゃんと育てないと子どもがまっすぐ育たないぞ」と脅す。母親だってそんなに完璧な存在じゃありません。疲れたり、イライラしたり、何もかも投げ出したくなることだってあります。それをすべて「母性」でくくるから、多くのお母さんたちが苦しんでいるのではないでしょうか。

とにかく「一人で育児を抱え込まない」ことが大事だと思います。私の場合、産後は自分や夫の実家のお世話になっていましたが、それではどうしてもゆっくり休むことができませんでした。入院して休んだことで、その原因が「家族に心おきなく甘えることが苦手」という自分の性格にあると気づきました。そのため退院後は、行政のサポートを受けて育児をすることで、ストレスを溜めずに育児ができるようになりました。

人によっては、行政のサポートよりも家族に助けてもらうほうが気を遣わなくてすむからいいと思う方もいるかもしれませんし、子どもと離れたくないという方もいる

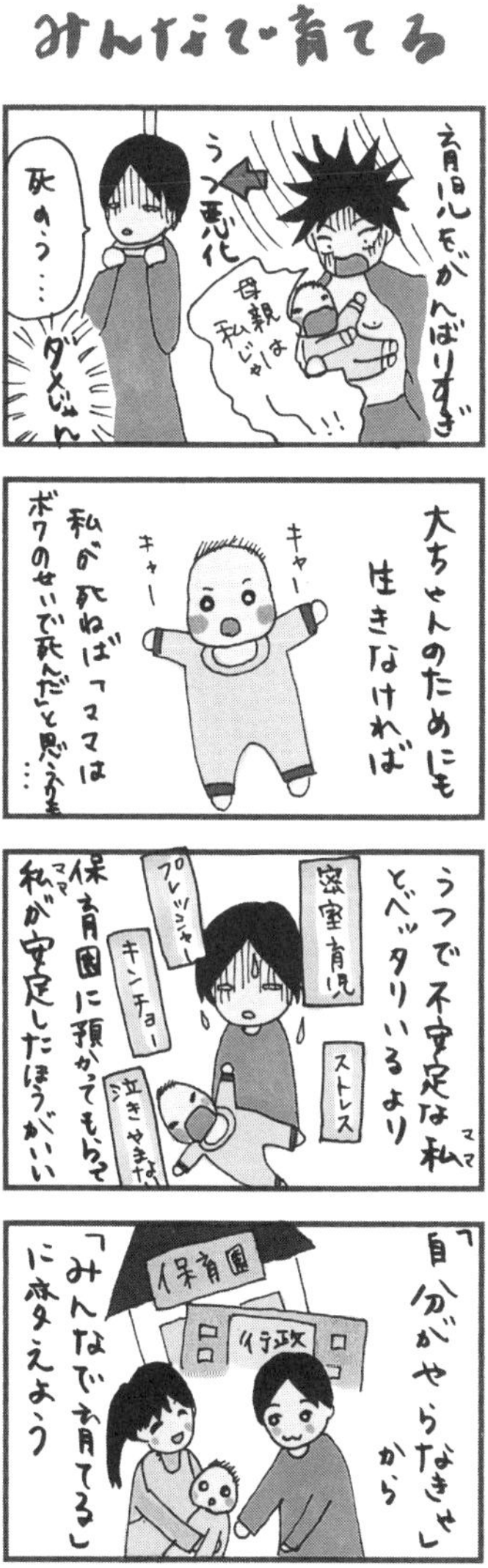
みんなで育てる
育児をがんばりすぎ
うつ悪化
母親は私じゃ!
!!
死のう…
ダメじゃん
大ちゃんのためにも生きなければ
キャー
キャー
私が死ねば「ママはボクのせいで死んだ」と思うかも…
うつで不安定な私《ママ》とベッタリいるより
密室育児
プレッシャー
キンチョー
ストレス
泣きやまない
保育園に預かってもらって私《ママ》が安定したほうがいい
「自分がやらなきゃ」から
保育園
行政
「みんなで育てる」に変えよう

かもしれません。いずれにせよ、育児を一人で抱え込まないで、人に頼ることが大事なのだと思います。

「産後うつ」から「双極性障害」に

しかし退院後、何もかもがスムーズにいったわけではありません。特に退院後は躁状態に拍車がかかりました。

毎日朝の5時頃に目が覚めてしまって早朝から家の掃除や片づけをしたり、急に意欲が湧いてきて、産後うつのことを猛烈に調べるようになりました。生涯のライフワークとして産後うつの問題に取り組みたいと思い、「大学院に行って博士になる！」「起業する」「政治家になる」と次々にアイディアが浮かびました。

夫から「病気が治ってからね」とたしなめられても、市役所に産後ケアの重要性に

躁転して 攻撃的になる

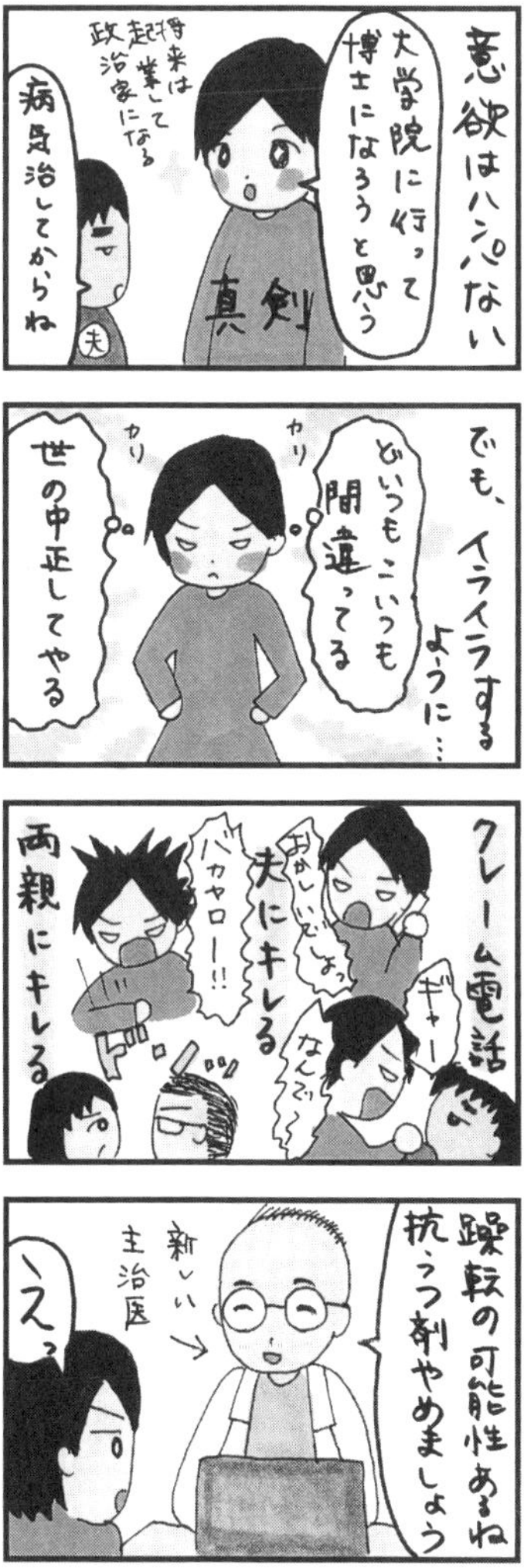
意欲はハンパない
大学院に行って博士になろうと思う
将来は起業して政治家になる
真剣
病気治してからね
夫
でも、イライラするように…
どいつもこいつも間違ってる
カリ
世の中正してやる
カリ
クレーム電話
ギャー
おかしいでしょっ
夫にキレる
バカヤロー!!
なんで～
両親にキレる
躁転の可能性あるね 抗うつ剤やめましょう
新しい主治医
えっ

ついてメールで政策提言をしたり、本来やるべきでないことまであれこれ手を出していたように思います。

次第に家族から攻撃的だと言われるようになりました。私としては人を攻撃する意図はまったくなく、「世の中どいつもこいつも間違っているから私が正してやる」という正義感のつもりだったのですが……。実家の両親が会いに来てくれたときは、「私が一番苦しかったときになぜ気付いてくれなかったんだ！」と怒り、ケンカになったこともありました。

夫のことは、毎日何かしら責めていました。

「毎日外に働きに出ていいよね！　子どもが生まれても何も変わらなくて！」

夫が飲み会から帰ってきたところ、用意しておいた質問状を叩きつけ、「あんたは夫としての自分の役割をどう思ってんだ！」と、責めたこともあります。

どんな質問をしたのかも覚えてないですが、1時間以上にわたり詰め寄っていたと思います。家族はもともとおっとりした性格だった私が、攻撃的で白熱したディベートのようなテンションでしゃべりまくるので驚いたそうです。

新しい主治医に家族から攻撃的になったと言われていることを話すと、「躁状態になっている。うつ病というよりも、双極性障害2型の可能性がある」との診断でした。そしてまず抗うつ剤の減薬を勧められました。気分が安定する薬を処方され、躁状態は落ち着いてきました。

こうして私は5ヵ月間のうつ状態、4ヵ月間の軽躁状態を経て、産後9ヵ月のときに、ようやく本来の自分を取り戻すことができました。

退院後も紆余曲折

本来の生活を取り戻してうつの症状はだいぶ安定してきましたが、大ちゃんと二人きりだと、全責任がのしかかってくるようで、息苦しく感じることもありました。大ちゃんのことはかわいいし、一緒にいたい。反面、保育園に預けて休みたいと思う気持ちもある。でも、保育園に預けることにしたら、「私は育児に耐えられなかった」と自分を責めることになる……とまたも不安のループにはまってしまうのでした。

退院後には夫が激務の会社をやめて、私の職場の近くの会社に転職してくれたので、友人のたくさんいる土地に再び住めることになりました。しかし引っ越しで環境が変わり、疲れが蓄積されたのか、再び眠れなくなってしまったのです。

とりあえず、当時週に1回利用していた一時保育を3回に増やすことにしました。

しかし「元気になったはずなのに、保育園に預けるなんて」「普通のお母さん（健康なお母さん）はやってるのに、自分は弱い」とまたも自分を責めてしまうのです。以前と違うのは、「これは産後のうつ状態のときと同じ思考回路だ」と気づけるようになったことです。

そんなある日、オリンピックでレスリングの吉田沙保里選手が金メダルを逃し、「ごめんなさい」と号泣している姿を見ました。私はその姿を見て、「育児ができなくてごめんなさい。できて当たり前のことができなくてごめんなさい。みんなに迷惑をかけてごめんなさい」と自分をとことん責めていた日々がよみがえりました。吉田選手とはぜんぜん重みが違う「ごめんなさい」かもしれないけれど、なんだか自分と重なってしまって……。「もう、勝たなくていいんだよ。負けていいよ」と、吉田選手と自分に向かって語りかけました。

仕事は育児よりずっとずっと楽！

無事に保育園も決まり、2年8ヵ月ぶりに職場に復帰しました。自分の病気のことはすべて話した上での復帰です。病気になったこともあり、長めに育休を取ったので、どうなることかすごく心配していたのですが、予測のつかない育児に比べて仕事は拍子抜けするほど楽でした。「仕事は育児より楽だー！」と心の中で全力で叫びました。

また私だけでなく、会社の多くのワーキングマザーが、「仕事より子育てのほうがずっと大変」「1年育休を取ったけど長かった！　10ヵ月で限界だった！」などとあっけらかんと言うのを聞いて、「子育てが難しいと考えているのは私だけじゃないんだ、口に出していいんだ」とわかって楽になりました。人が何と言おうが、自分が楽でいられる生き方をすればいい。「育児が辛いから外で働く」という選択肢もありだな、と思います。

育休中はとにかく孤独でした。子育て支援センターで出会うお母さんとは本音で語り合うことはできないし、その場だけでおしゃべりするだけの関係。話し相手は夫のみ。その夫も帰りが遅いとなれば、心を許せる話し相手は一人もいませんでした。

育児のなにが辛いかって、ひとつは「孤独」だったのだと、働き始めてからしみじみと感じました。自分の居場所が社会のどこにもなくて、「大ちゃんのママ」でしかない。そのことが、私にとっては本当に辛かったです。

いまの主治医に「働き始めて疲れない？」と聞かれたので、「働いてるほうが疲れません。子育てのほうがずっと大変でした」と答えたら、こう言われました。

「育児はそれだけ大変なんだよね。世の中のお母さんってすごいよね」

育児ってすごいこと。

それは私が一番欲しかった言葉でした。

寛解後から断薬まで

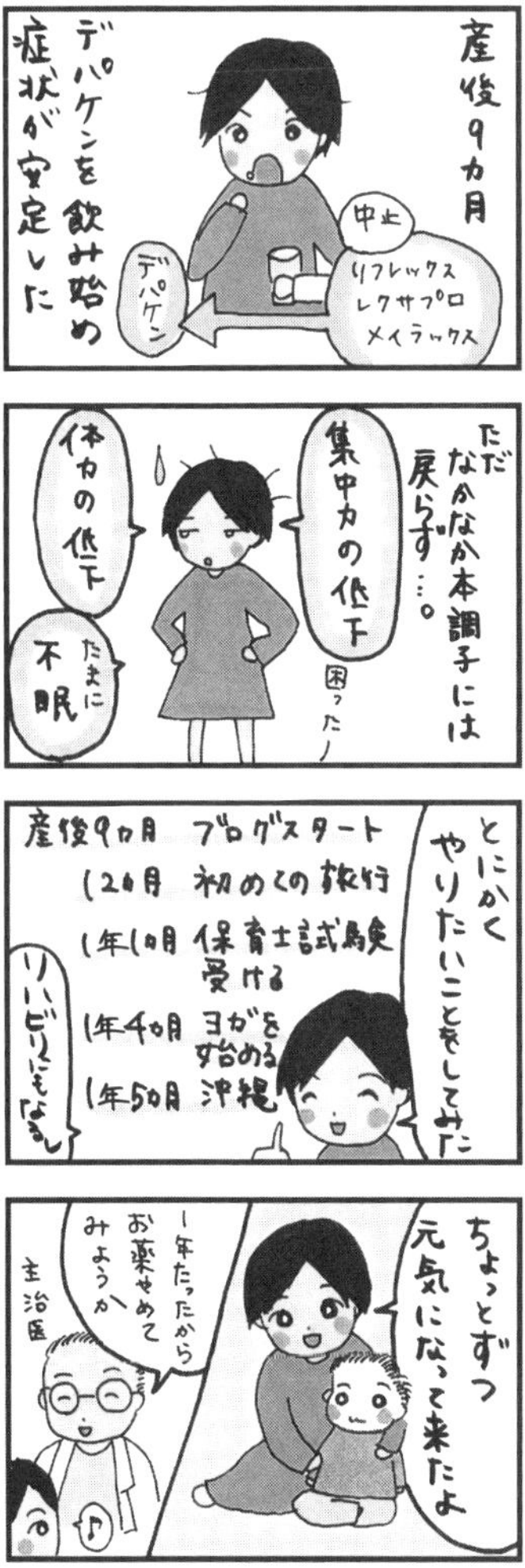
産後9カ月
デパケンを飲み始め
症状が安定した
中止
リフレックス
レクサプロ
メイラックス
デパケン
ただ
なかなか本調子には
戻らず…。
集中力の低下
体力の低下
たまに不眠
困った…
とにかく
やりたいことをしてみた
産後9カ月 ブログスタート
1年2カ月 初めての旅行
1年1カ月 保育士試験受ける
1年4カ月 ヨガを始める
1年5カ月 沖縄
リハビリにもなる
ちょっとずつ
元気になって来たよ
主治医
1年たったから
お薬やめて
みようか
♪

産後うつのトラウマ

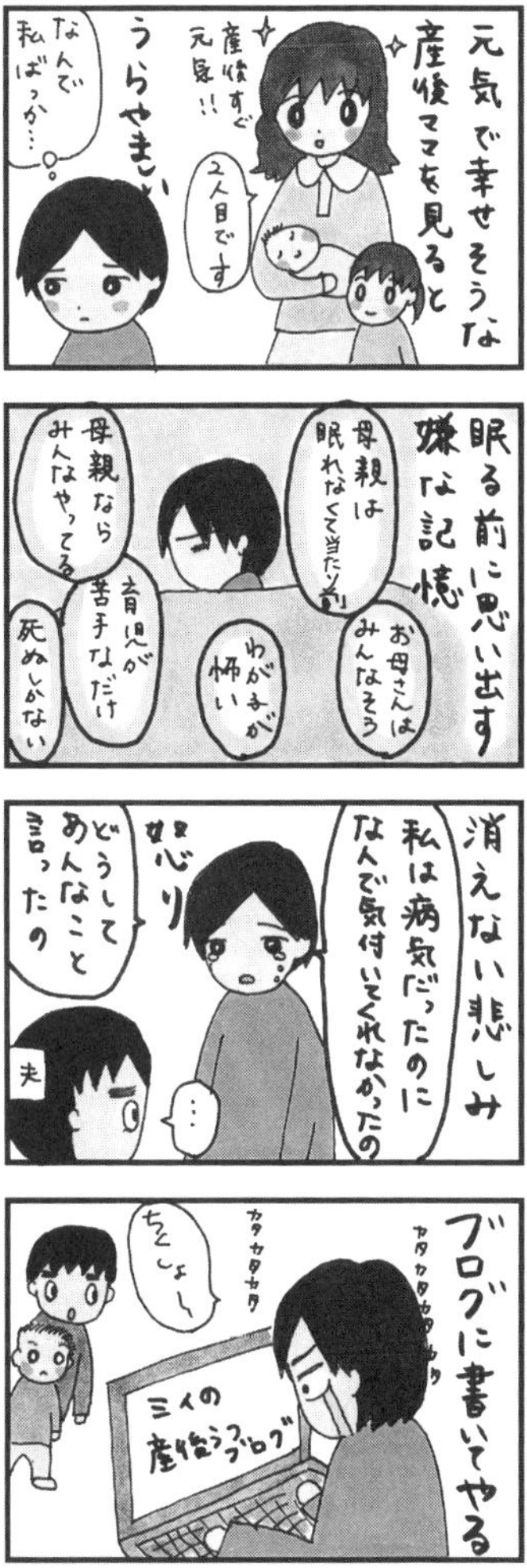
元気で幸せそうな
産後ママを見ると
うらやましい
産後すぐ元気!!
2人目です
なんで私ばっか…
眠る前に思い出す
嫌な記憶
母親は眠れなくて当たり前
母親ならみんなやってる
お母さんはみんなそう
わが子が怖い
育児が苦手なだけ
死ぬしかない
消えない悲しみ
私は病気だったのに
なんで気付いてくれなかったの
怒り
どうして
あんなこと
言ったの
夫
…
ブログに書いてやる
カタカタカタカタ
カタカタカタカタカタカタ
ちくしょ〜
ミイの産後うつブログ

専門医がずばり解説！
どうなっているの？ どうして辛い？
知っておきたい産後の心⑦

産後うつは精神科・心療内科の受診を

産後うつは、ミィさんのように専門医の指導のもとで休息をとり、投薬治療を行えば、必ず回復できる病気です。そのためには、やはり専門医を受診することが大切。産後うつは「甘え」や「母としての覚悟が足りない」からなるのではなく、女性ホルモンの変化によって起こる、脳の病気なのです。自殺願望があるときはもちろん、自責の念が強い状態が続いていたり、身体的・肉体的に辛い症状が続いている人は、精神科か心療内科を受診しましょう。

本人がどんなに辛いと訴えても、医師が診察した場合、「うつではない」または「うつの疑いがあるけれども軽い」と診断されることもあります。そのときは、必ず次の診察予約を入れること。そこで受診をやめないでください。産後うつは症状の変化が激しい病気です。今日大したことがないと思っても、1週間後には悪化していることも。専門医につながり続けることが、産後うつの悪化を防ぐ最大のポイントです。

第8章

いま産後うつのあなたに伝えたいメッセージ

誰が産後うつになってもおかしくない

繰り返しになりますが、産後うつは単なる気分の落ち込みではなく、治療が必要な病気です。

また産後は、「うつ」以外にも「適応障害」「産褥精神病」「双極性障害（躁うつ病）」などの精神疾患を発症しやすい時期です。私も当初はうつ病という診断で、のちに双極性障害2型であると診断されました。

いずれにせよ、産後は肉体的にも精神的にもストレスがかかる時期であり、誰でも産後うつになる可能性があると思います。

産後うつは放っておくと自殺や母子心中の恐れがあります。2005年から2014年までの10年間で、妊娠中から産後1年以内に自殺した女性は、東京23区内だけで63人。そのうち多くが産後うつなど精神疾患の診断を受けていたそうです。

第8章

いま産後うつのあなたに伝えたいメッセージ

私はニュースでこのことを知ったとき、それほど多くの方が亡くなったのかとショックで震えました。全国にはもっとたくさん亡くなった方がいるのです。産後うつだと気づかれないまま命を絶った方も、たくさんいるに違いありません。

私だってそうなっていてもおかしくなかったし、亡くなられた方も少し何かが違えば助かっていたかもしれない……、そう思うと胸が痛くなります。

本来なら新たな命が誕生して人生の幸せな時間であるはずなのに、お母さんが自殺してしまったり、無理心中をしてしまうなんて……こんなに悲しいことはありません。産後うつで自殺してしまうお母さんが一人でも少なくなってほしい。心からそう思います。

私は病気が発見されるまでは時間がかかりましたが、治療がスタートしてからはかなり順調に回復したほうではないかと思います。精神疾患は何年も何十年も苦しみ続けることも珍しくない中、治療を開始してから6ヵ月で寛解、3年後には完全に断薬できたことを考えてみると、回復スピードが早く予後もよかったケースだと思います。

私がうつから早く立ち直ることができた理由は3つあると思っています。

1つ目は、薬物療法が効きやすい体質であるということです。向精神薬に対する反応は人それぞれですが、私は向精神薬が面白いほど効いて、副作用や離脱症状もまったくなかったというラッキーなケースでした。抗うつ剤、抗不安薬、気分安定薬、睡眠薬のどれを取っても、比較的短時間で効果を実感でき、すんなりと断薬に成功しています。

薬が効きやすい体質だということは、調子が悪くなれば薬を飲めば大丈夫という安心感にもつながります。薬物療法に否定的な考え方もありますが、私の経験からいえば、何よりもまず薬物療法が回復に役立ちました。

2つ目は、主治医に恵まれていたことです。入院した病院の主治医であった向井先生は私の話にじっくり耳を傾けてくれ、先生の言葉には何度も救われました。いまでも向井先生から言われた言葉は心の中に深く残っています。

「よく病院にたどり着いたね。あなたはもっと休んだほうがいい」

「育児は本当に大変なことだから、人の力を借りてやればいいんだよ。子どもがどう育つかなんて分かりません。一番大事なことは母親の心が安定していることです」

私が一番辛かったときにたくさんの優しい言葉をかけてくれ、たくさんの考え方のヒントをくれました。先生に出会わなければ私はここまで順調に回復していなかったでしょう。

そして、3つ目は家族の理解があったことです。私が入院して治療に専念できたのは、すべて家族の理解があってこそのことです。もしも、家族が「うつなんていう病気はない！」と言うような人たちだったら、入院してひたすら眠っていることなど許されなかったでしょうし、寛解するまでにもっと長い時間がかかったはずです。

一番のキーパーソンは夫でした。夫は、「海外旅行にでも行くつもりで入院してきなよ」と言って、私を3ヵ月間も入院させてくれました。大ちゃんは夫の実家で育てることになり、平日の昼間は義母が面倒を見てくれ、夜は夫が面倒を見ました。

私は自分が病気になったせいで、夫と義理の両親に負担をかけていることが申し訳なく、不甲斐なさと罪悪感で頭の中はいっぱいでした。でも、夫は私のことを責めることなく、優しいメールを送ってくれました。

「病気なんだから、ミィには何の落ち度もないよ。うちの親は孫の世話ができて喜んでるし、特に母親は最近肌ツヤがいいらしい。俺も育児に参加できて楽しんでるよ。

ミィのことはずっと支え続けるよ」

この言葉に、どれほど救われたことか！

義理の両親も私の病気に理解を示してくれ、私を責めるようなことは一切口にしませんでした。３ヵ月もの間、大ちゃんの面倒を見てくれた義母は、恩着せがましいことを一切言わず、「入院中は孫の面倒が見られて楽しかったですよ。過去のことはいいから、これからのことを考えましょう」と言ってくれました。

しかし家族であっても、実際に「うつがどのようなものか」は、完全には理解することができないと思います。大事なことは、精神疾患は病気であることを理解し、体の病気と同じ扱いをするということではないでしょうか。その点、夫も義理の両親も、産後うつという精神疾患を特別な病気として扱いませんでした。義母は、私が精神科の薬を飲んでいることについても「飲んでる人、たくさんいるわよ。私の友達だって飲んでるんだから大丈夫よ」とサラッと言ってくれたりする人で、私にとってはそれがとても助かりました。

産後うつを「母親失格だ」「怠け病だ」と簡単に判断しないこと、かといって不治の病のように重大視しないで他の体の病気と同じように見ること。このバランス感覚が、産後うつの女性を支える家族には、必要なことなのだと思います。もし家族の支えがなかったらどうなっていたか、考えるだけで恐ろしくなります。私が産後うつから這い上がってこられたのは、家族の支えがあったからこそ。家族のおかげで私はいまこうして生きています。一人では立ち直れなかったでしょう。

心の病気が「治る」とは？

職場復帰も果たし、いまは順調な毎日を送っていますが、厳密に言うと、私の病気は治っていません。症状が治まっているだけの「寛解」なのです。双極性障害は、完治はしません。いまの主治医からも、「躁とうつを繰り返す病気だから、これからもずっと付き合っていくことになる」と言われています。

しかしいまは全く前と変わらない普通の生活ができています。メンタルクリニックにも行っていません。海外旅行も行けるし、スポーツクラブにも行けるし、バリバリ働いて残業だってできます。大ちゃんと二人で楽しく過ごすこともできます。

体力は快復したものの、少し無理をすると眠れなくなるなど、すべてが昔のようにはいきませんが、仕事や日常生活は無理なくこなせ、気持ちは安定しています。しかし「いつ再発してもおかしくない」とは常に思っていて、3つ心がけていることがあります。それは、

・不調を感じたら、メンタルクリニックに行く
・規則正しい生活を送る
・疲れたら休む

この3つを心がけていると、疲れや不調が溜まりすぎる前に自分で気が付くことができます。いま産後うつの真っただ中にいて、暗いトンネルから抜け出せない人も、「治そう」という気持ちを持ち続けてほしいと思います。

病んでいる母親に言ってはいけないNGワード

病んでいる母親は何気ない言葉に傷つくもの。普通の精神状態で言われたら聞き流せる言葉でも、必要以上にネガティブに捉えてしまいます。何気ない一言が病気の悪化の原因にもなりかねません。私の経験から、病んでいる母親に言ってはいけないNGワードをランキング形式でご紹介します。

1位　母親はみんな辛いものだ系
衝撃度　★★★★★
うつ悪化させる度　★★★★★
じわじわくる度　★★★★★
「母親はみんな同じ」「母親は眠れなくて当たり前」「自分だけ特別だと思わないで」
これは文句なしの1位です。私はうつの症状に苦しみながら育児をしていたとき、

「お母さんはみんな同じなんだよ」と言われ、世の中の母親はこんなに体調が悪い中で眠らないで育児をしているのに、ちゃんとできない私は母親失格だと自分を責めてしまいました。「みんなやっていることだからあなたもできるよ」と、励ますつもりで言っていたとしても、病んでいる母親にとっては逆に追い詰める結果になってしまいます。気軽な気持ちでの発言はやめたほうがいいでしょう。

2位　正論による暴力系

衝撃度　★★★

うつ悪化させる度　★★★★★

じわじわくる度　★★★★★

「母親としての覚悟がない」「あなたが産んだんだからやるしかないでしょ?」

育児をしないといけないことは本人がいちばん分かっています。育児がしたくてもできない自分を責めている母親に、「母親なんだからやるしかないでしょ」と正論で追い詰めても何の意味もありません。

3位　母親原理主義系
衝撃度　★★★
うつ悪化させる度　★★★★
じわじわくる度　★★★★★
「母親は特別なんだよ」「お母さんなんだからしっかりして」
病んで育児ができなくなった母親に「母親の素晴らしさ」を訴えても、「できない私はダメな母親だ」と脳内でネガティブ変換されるだけ。自責の念をより深め、辛い気持ちにさせるだけなのでやめたほうがいいでしょう。

4位　気休め系
衝撃度　★★
うつ悪化させる度　★★★★★
じわじわくる度　★★
「辛いのは今だけ」「子どもが○ヵ月になれば楽になるから、それまでの辛抱」
一見すると優しい言葉のようですが、ただの気休めに過ぎません。私はあともう少し頑張れば楽になるかもしれないと思ってしまい、病院を受診するのを我慢してしまいました。下手な気休めはうつの治療のスタートを遅らせることにもなるので、やめたほうがいいでしょう。

5位　子どもを生贄にしてくる系

衝撃度　★★★
うつ悪化させる度　★★
じわじわくる度　★★

「子どもがかわいくないの？」「子どもを保育園に預けるなんてかわいそう」

子どもがかわいいと思えないのは産後うつ特有の症状であり、母親自身がそのことを気に病んでいます。また、子どもを保育園に預けることに罪悪感を持っていることもあります。子どもを引き合いに出して追い詰めてしまうと「この子にとっては自分が母親じゃないほうがいいんだ」と思わせてしまうため、やめたほうがいいでしょう。ほかにも、「私のほうが大変だった（今の人はいいよね）」「苦労して育てないといい子に育たない」など、正常なときに言われたらスルーできる迷言も傷つきます。

やめてください。

逆に、私が救われた言葉は向井先生が言ってくれたこの言葉でした。

「育児ができて当たり前のことだなんて思わない。人の手を借りてやればいいんだよ。子どもをかわいいと思えないのは普通です。昔の人は育児の大変さを忘れているだけで、かわいいと思っている余裕はなかったと思うよ」

どんな言葉がその人を救うのか、それは人それぞれです。でもどうせなら、叱咤激励で母親を追い詰めるより、心を軽くする言葉をかけたいですよね。

母乳スパルタにはNO！ 産後ケアの重要性について

産後うつを予防するためには、産後にお母さんが育児を一人で抱え込まなくてすむように周りのサポート体制を整えておくことが大切だと言われています。しかし、私の場合は、夫が産後3週間有給休暇を取得して、家事と育児に協力してくれましたし、実家の母や義理の母にもかなりの部分を手伝ってもらっていました。私は周りのサポート体制を整えてあったにもかかわらず、産後うつになってしまったのです。

それでは、なぜ私は産後うつになってしまったのでしょうか。今になって思うことは、出産した日から産院を退院するまでの一週間の過ごし方が問題だったのではないかということです。陣痛が来た夜に夫が不在であったため、一晩中ひとりぼっちで陣痛に耐え、自力でタクシーを呼んで産院に向かったことも、相当ハイストレスな体験でした。そして、出産の疲れを癒やすことができずに始まった不眠不休の授乳指導こそが、私が産後うつになった最大の原因だったのではないかと思っています。

私が入院した産院は授乳指導が厳しく、いわゆる「母乳スパルタ」が当たり前のように行われていました。出産翌日から夜中も3時間おきの授乳で、「眠りたい」とは言いだせない雰囲気。「とにかくたくさん吸わせて！」と何度も言われ、夜中でも授乳の時間になれば叩き起こされました。私は産院に入院している一週間で10時間しか眠ることができませんでした。ここまで眠れない生活は拷問と同じです。私は出産の疲れを癒やすことができないまま産院を退院し、自宅に帰ったときはめまいと吐き気でフラフラになりながら育児をしていました。もし、産院でしっかり休養を取り、出産の疲れを癒やすことができれば、ここまでひどい産後うつにはならなかったのではないかと思うのです。

産後は母体をしっかり休めることが第一なのに、母体の健康を無視して母乳育児を優先するのはいかがなものでしょうか。母乳が素晴らしい栄養だということは、よくわかっています。けれども、母乳育児を推進した結果、産後うつを助長してしまっては元も子もありません。産後は出産で疲れた母体の回復を優先させるべきではないでしょうか。

しかしながら、現在の日本は、退院後の家庭での育児をスムーズに行うために母子同室のほうがよいとされ、入院中にゆっくり休む時間もなく授乳指導が行われる産院が少なくありません。夜中は赤ちゃんを預けて休めるなど、「産後ケア」に力を入れている産院もあると聞きますが、私が出産したときはまだ「産後ケア」の重要性について情報が少なく、たまたま授乳指導が厳しい産院に当たってしまいました。もし、将来もう一度出産する機会があれば、今度は絶対に体をゆっくり休めることができる産院を選びたいと思っています。

産後うつで苦しむ方を増やさないためにも、産後の母体の健康リスクと産後ケアの重要性については広く知られるべきだと思います。

「産後うつ」を脱して、数年経って感じていること

私が「ミィの産後うつブログ」を書き始めたのは産後9ヵ月の頃でした。その頃はまだ心の中には苦しかった日々のことがいつもあり、負の記憶がドロドロとした「恨み」となって心の底に溜まっているかのようでした。

どうしてもっと早く気付いて治療を始めることができなかったのか。元気で幸せそうな産後ママが心底うらやましく、なぜ私ばかり病気になって苦しい思いをしなければならなかったのかと悔しさが溢れてくることもありました。言われて傷ついた言葉を毎晩のように布団の中で思い出し、夫のことを何度となく責め、泣きました。私の心の負のエネルギーはブログを書く原動力にもなっていたのですが、ブログを書いているときも辛い記憶がフラッシュバックして涙が出てくることが何度もありました。

第8章

いま産後うつのあなたに伝えたいメッセージ

ところが、この本をまとめるにあたって、私は一度も泣いていません。「ミィ」というキャラクターが体験した出来事であるかのように、自分でも驚くほど客観的に振り返ることができたのです。今では産後の辛かった記憶を思い出すことはほとんどなく、幸せそうな産後ママを見ても負の感情は湧いてきません。辛かった体験は過去となり、産後うつに対する興味や関心はだいぶ薄れてしまいました。

私の気持ちが変わったきっかけは職場復帰であったように思います。育児休業中は家庭にしか居場所がない孤独感を常に感じていたのですが、今は仕事で多くの人と関わり、社会とのつながりを実感できています。私にとっては、仕事と家庭のバランスを取りながら忙しく過ごす生活が性に合っていたようです。気持ちが外に向いた今、過去の出来事を考えることはなくなり、ブログの更新もしなくなってしまいました。

「ミィは出産で疲れて病気になっちゃっただけだよ」

夫が言うように、私の産後うつ体験はただそれに尽きるのだと思います。育児が苦手なわけでも、母親失格であったわけでも、母親としての覚悟がなかったわけでもなく、ただ病気だった。それだけのことなのです。

私は産後うつになったことで大きなものを失ったような気がしていましたが、今思えば何ひとつ失ったものはありません。健康は時間をかけて戻ってきましたし、仕事も続けています。大ちゃんは私の心配をよそに健康にすくすく成長し、大ちゃんとの辛かった思い出よりも、楽しかった思い出のほうがずっと多くなりました。今では大ちゃんのことがかわいくて仕方なく、本当にこの子を産んでよかったと思います。そして、もう一人子どもを産んで家族を増やしたいと思えるようになりました。

本書は私にとって卒業論文のようなものになりました。目標であった本の出版が実現した今、これからは産後うつにとらわれることは卒業して、家族でもっと楽しく幸せに生きることを考えたいと思っています。私を支えてくださった向井先生、両親、義理の両親には心から感謝しています。そして、誰よりも私のことを理解し、家事や育児に協力してくれている夫のおかげで本を出すことができました。いつも本当にありがとう。

専門医がずばり解説！
どうなっているの？　どうして辛い？
知っておきたい産後の心⑧

まずは「辛い」と声を上げることから

産後うつを悪化させないためには、とにかく「一人で抱え込まない」ことが大切です。現在、「子育て世代包括支援センター」の設置が全国の市区町村で急ピッチで進められています。センターでは妊産婦や保護者の要望に応じて、保健師やソーシャルワーカーなどの支援を受けることができます。まだセンターの設置がない自治体でも、各市区町村の母子保健課や、児童福祉課などが同様の業務を行っています。そのほかにも自治体によってさまざまなサービスがあり、民間の産褥シッターなどもあります。産後、自分が疲れてしまったときに赤ちゃんを預けられる施設はあるか、その手続きの方法、料金などについて、妊娠中から確認しておくといいでしょう。子育ては長い長い道のりです。疲れたときにお母さんが休んだり、他の人の手を借り、周りに助けを求めることは、母親失格でもなんでもありません。必要なことです。サポートしてくれる人たちと手を取り合って、子育ての階段をのぼっていきましょう。

ミイ

大学卒業後6年間会社員として勤務し、結婚。2014年に第1子を出産後、産後うつ病を発症し、3カ月間精神科病院に入院。産後9カ月で寛解。同じような状況の女性の助けに少しでもなればと、その経験を〝ミィ〟というハンドル名で漫画エッセイ風にブログで綴り、産後のメンタルの不調に悩む女性たちの間で評判になっている。

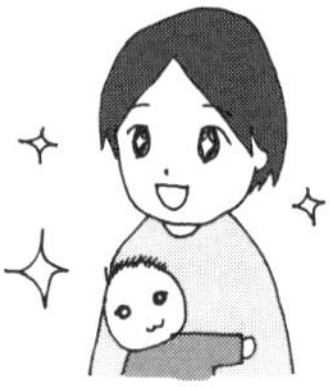

ミィの脱産後うつブログ　http://sangoutsu.blog.jp/

脱《だつ》産《さん》後《ご》うつ

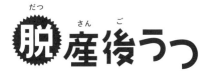

私《わたし》はこうして克服《こくふく》した

2018年9月19日　第１刷発行

著者　ミイ

発行者　渡瀬昌彦

発行所　株式会社　講談社

〒112-8001 東京都文京区音羽2-12-21

編集 03-5395-3529／販売 03-5395-4415／業務 03-5395-3615

印刷所　慶昌堂印刷株式会社

製本所　株式会社国宝社

ISBN 978-4-06-220960-1